AF377707

Sintomatología depresiva en atención primaria

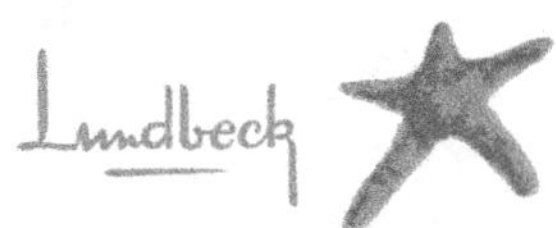

Sintomatología depresiva en atención primaria

Algoritmos diagnósticos y terapéuticos

Dr. Enric Álvarez
Dr. Cristóbal Gastó

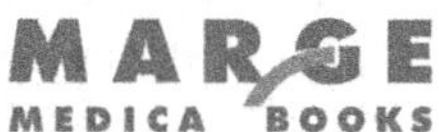

Colección: **AVANCES EN PSIQUIATRÍA**

SINTOMATOLOGÍA DEPRESIVA EN ATENCIÓN PRIMARIA
Editors: Dr. Enric Álvarez, Dr. Cristóbal Gastó

1.ª edición 2008

© *Copyright* de esta edición: ICG Marge, SL

Edita
ICG Marge, SL
Valencia, 558, ático 2.ª
08026 Barcelona (España)
Tel. +34-932 449 130
Fax +34-932 310 865
www.marge.es

Director editorial
Héctor Soler

Coordinación editorial
Ana Soto

Realización editorial
Estela Serrano
Laura Matos

Producción editorial
Miguel Ángel Roig

Compaginación
Rosa Grafisme

Impresión
Novoprint (Sant Andreu de la Barca)

ISBN: 978-84-86684-87-7
Depósito legal:

Índice

Autores

Enric Álvarez
Director del Servicio de Psiquiatría
Profesor titular de Psiquiatría
Universidad Autónoma de Barcelona
Hospital de la Santa Creu i la Santa Pau
Barcelona
ealvarezm@santpau.es

Cristóbal Gastó
Profesor titular de Psiquiatría
Coordinador del Centro de Salud
Hospital Clínico
Universidad de Barcelona
Barcelona
cgasto@clinic.ub.es

Prólogo

José Luis Ayuso Gutiérrez

Durante las tres últimas décadas, hemos sido testigos del notable progreso que ha tenido lugar en el tratamiento y comprensión de la enfermedad depresiva. Nuestros horizontes se amplían rápidamente, la neuroquímica abre puertas esperanzadoras, la genética y la imaginería cerebral están descifrando los complejos entresijos de la fisiopatología del humor y la psicofarmacología nos brinda nuevas moléculas con mecanismos innovadores de fácil manejo.

Sin embargo, los estudios epidemiológicos demuestran una cruel paradoja. Al mismo tiempo que avanzan nuestros conocimientos y mejora la eficacia de los medios de tratamiento, se constata que un alto porcentaje de las personas que padecen trastornos depresivos no son identificadas y, por consiguiente, no reciben un tratamiento adecuado ni se benefician de los avances de la investigación en este campo.

La depresión es, en la mayoría de los casos, susceptible de ser asumida por los médicos generales, los cuales constituyen en la práctica el primer interlocutor del paciente depresivo. En el estudio realizado por la Organización Mundial de la Salud sobre los problemas psicológicos atendidos por los médicos de atención primaria, realizado en centros de catorce países, se constató una prevalencia puntual de los trastornos depresivos superior al 10 % de las primeras consultas. No obstante, a pesar de esta tremenda morbilidad, la depresión es infradiagnosticada e infratratada. Cerca de la mitad de los pacientes del estudio internacional, afectos de un trastorno depresivo, no fueron identificados por los médicos de familia.

¿Qué razones explican esta paradójica situación? Los motivos son variados y complejos. Se incluye la dificultad de reconocer la sintomatología afectiva en los pacientes depresivos con un ropaje predominantemente somático, la insuficiente comunicación entre el paciente y el profesional médico por la presión asistencial, que impide una correcta evaluación de los sentimientos y emociones del sujeto, y la falta de confianza y seguridad en el manejo de los fármacos antidepresivos.

Un factor decisivo que explica la insuficiente habilidad diagnóstica del médico generalista para identificar los trastornos afectivos lo constituye la propia expresión clínica del paciente depresivo en el ámbito de la atención primaria. En el citado estudio de la OMS, más de la mitad de los pacientes depresivos presentaban quejas somáticas. En la asistencia primaria, la presentación habitual del trastorno depresivo se manifiesta oculta tras los síntomas físicos: fatiga, disminución del apetito, trastornos funcionales imprecisos y dolores erráticos en cualquier parte del cuerpo. En términos generales, el médico no psiquiatra tiende a responder al problema del enfermo con una conducta que trata de confirmar la supuesta organicidad del síntoma mediante la utilización abusiva de la tecnología médica, la remisión del caso a otros profesionales o la administración de medicamentos de acción sintomática, todo ello sin profundizar en los aspectos personales del paciente y sin valorar su entorno social.

¿Qué medidas pueden arbitrarse para incrementar los conocimientos psicológicos del médico no psiquiatra y garantizar así no sólo un mejor manejo de los pacientes depresivos, sino también la práctica de una medicina más antropológica?

La enseñanza de la psiquiatría en las facultades de medicina exige una modificación de la metodología docente y del contenido del currículo que dé prioridad a la psiquiatría menor, a la psiquiatría ambulatoria y a la psiquiatría de enlace en detrimento de la psiquiatría pesada. Al médico no psiquiatra le interesa mucho más aprender a detectar el trastorno de ánimo que subyace tras una cefalea o un vértigo que conocer los síntomas de primer rango de la esquizofrenia. En este sentido, se han creado varios programas para ayudar a los médicos de atención primaria a desarrollar habilidades y a potenciar la confianza en esta área, y los resultados son prometedores. Ejemplos de estas iniciativas son las actividades educativas del Comité Internacional de Prevención y Tratamiento de la Depresión, la campaña «Defeat Depression», lanzada por el Royal College of Psychiatrists en el Reino Unido, y el programa «Depression, Awareness, Recognition and Treatment», auspiciado por el Instituto de Salud Mental de Estados Unidos.

Por fortuna, parece que la situación tiende a mejorar gracias, en cierta medida, a los avances de la psicofarmacología. El impacto de los nuevos antidepresivos, como los inhibidores selectivos de la recaptación de la serotonina y la nueva generación de antidepresivos de acción dual, ha contribuido a mejorar la disposición del médico de familia frente a los pacientes afectivos y a reducir el estigma. El más favorable perfil de seguridad y los efectos secundarios relativamente limitados de las nuevas moléculas, explican que resulten atractivos tanto para los clínicos como para los pacientes. Los médicos se sienten más confortados utilizando estos fármacos y se hallan más dispuestos a asumir el diagnóstico y manejo terapéutico de sus pacientes. Según un reciente estudio realizado por un grupo de la Columbia University, publicado por el *Journal of the American Medical Association*, el tratamiento antidepresivo se ha triplicado en Estados Unidos durante la pasada década, paralelamente al incremento exponencial registrado en el uso de las nuevas moléculas y a un mayor compromiso por parte de los médicos de atención primaria.

Evidentemente, es preciso llevar a cabo más esfuerzos educativos. En este ámbito se sitúa el presente libro, cuyo propósito es ayudar al médico de atención primaria a alcanzar un mejor conocimiento diagnóstico y terapéutico de la enfermedad depresiva asociada o no a una patología no psiquiátrica. La calidad de esta obra la garantiza tanto la amplia experiencia clínica e investigadora con la que cuentan sus autores en el ámbito de los trastornos afectivos, como su decidida y entusiasta apuesta por una psiquiatría sólidamente basada en el rigor de los datos clínicos.

El contenido del libro, escrito de forma sencilla y accesible, cubre ampliamente todo el campo de información que el médico debe conocer para enfrentarse con éxito a su paciente depresivo. Es un acierto utilizar algoritmos para presentar el material didáctico. Exponer secuencialmente el conjunto de operaciones y procedimientos que deben seguirse para resolver el problema diagnóstico y terapéutico que plantea el paciente depresivo, facilitará sin duda la comprensión del caso y el aprendizaje inductivo, y además reducirá la frecuencia de error en la valoración clínica.

En síntesis, este libro será de gran utilidad no sólo para el médico de atención primaria, sino también para el internista y para cualquier especialista médico que se enfrenta a diario con el primer problema de salud mental que padece nuestra sociedad y con una de las principales fuentes de discapacidad y sufrimiento humanos.

Jose Luis Ayuso Gutiérrez
Catedrático de Psiquiatría
Universidad Complutense de Madrid

Sintomatología depresiva en atención primaria

Capítulo 1

Introducción

Enric Álvarez
Cristóbal Gastó

El interés de la asistencia primaria en el diagnóstico y tratamiento de la depresión ha crecido de forma exponencial en los últimos años. No se trata, como se ha repetido en exceso, de que el «tamaño del problema haya aumentado». Los estudios que insinúan un incremento en la prevalencia de la depresión en la comunidad adolecen de problemas metodológicos insalvables. La realidad es ésta: la aparición, hace algo más de una década en el mercado de los antidepresivos selectivos, inhibidores de la recaptación de aminas (ISR).

En efecto, hasta finales de la década de los ochenta, los fármacos más populares en el tratamiento de las enfermedades depresivas eran los antidepresivos tricíclicos (ADT) en perjuicio del otro gran grupo: los inhibidores de la monoaminooxidasa (IMAOs). Estos medicamentos son de una eficacia indudable, no superada en absoluto por los ISR; sin embargo, su empleo supone (véase capítulo 7) la aparición segura de efectos indeseables, básicamente de tipo atropínico, a nivel periférico y central.

Cuando estos fármacos eran prescritos por médicos no especialistas y que contaban para las visitas con una disponibilidad de tiempo muy reducido, el empleo de dosis infraterapéuticas y la falta casi sistemática de adherencia al tratamiento eran la regla. En medicina de familia no se dispone, ni se disponía antes de las recientes reformas de la atención primaria, del tiempo mínimo para una primera visita donde explicar al paciente en qué consiste su enfermedad, la importancia capital de efectuar un tratamiento farmacológico y de aleccionarlo para que lo cumpla. La aparición inmediata de sequedad bucal, estreñimiento pertinaz, dificultades para la micción, visión borrosa, embotamiento cognitivo, etc., con frecuencia le disuadían de efectuar el tratamiento de forma correcta. El resultado a medio plazo era como apuntábamos: la infradosificación, el mal cumplimiento y la sensación para el médico de familia de que tales medicamentos eran complejos de utilizar, mal tolerados y quizá menos eficaces de lo que decían los especialistas.

A finales de los años ochenta, la aparición de la fluoxetina revolucionó el mercado de los medicamentos antidepresivos. Ofrecía una efectividad similar a los ADT y un perfil de efectos adversos excepcional, sin producir efectos atropínicos. Con anterioridad, la comercialización de la fluvoxamina no logró una adecuada penetración en las pautas de prescripción, más por causas de un marketing inadecuado que por carencias del medicamento. Después aparecieron en el mercado español la paroxetina, la sertralina, la venlafaxina y el citalopram.

Junto con la reforma de la asistencia primaria, la disponibilidad de medicamentos muy manejables y efectivos para el tratamiento de la depresión aumenta el interés de los médicos de familia hacia esta patología y su tratamiento. Este interés debe entenderse estrictamente desde un punto de vista de operatividad y eficiencia: la inversión de tiempo, tan escaso incluso en la asistencia reformada, y el esfuerzo de actualización en el tratamiento de la depresión valían la pena.

Las administraciones y los planificadores de la asistencia médica entienden que una enfermedad como la depresión, que supone un sufrimiento de gran magnitud y un riesgo de muerte por suicidio del 15 % de los enfermos, requiere una detección y un primer intento adecuados de tratamiento (IAT) allí donde el paciente consulta por primera vez: su médico de familia.

Paralelamente se desarrollan versiones de clasificación y criterios operativos de diagnóstico para la asistencia primaria, como reflejo de la «visión» clara de dónde está el principal prescriptor de ISR que interesa a los gestores y a las compañías farmacéuticas. Todos los estudios epidemiológicos (véase el capítulo correspondiente) acerca de la prevalencia de la depresión en la asistencia primaria y la eficiencia en la detección y el tratamiento de la misma, acaban con frecuencia pidiendo que se desarrollen guías y protocolos específicos para el diagnóstico y tratamiento de la depresión para el médico de familia.

Así pues, la medicina de familia es sin duda el primer eslabón que se consulta y el primero donde se debe detectar la existencia de síntomas depresivos «tratables». Al médico de familia deben proporcionársele las herramientas necesarias para que, con una inversión de tiempo moderada, sea eficiente en el diagnóstico y tratamiento de la depresión.

La presente obra es un modesto intento en este sentido: expresar, con el máximo rigor y de forma lo más «predigenda posible», la clínica que caracteriza la depresión, así como las bases farmacológicas y estrategias terapéuticas adecuadas para tratar esta patología.

Los autores son conscientes de que la depresión es una más de las enfermedades que afectan a la totalidad de aparatos y sistemas del organismo humano, a las que el médico de familia debe acceder e intentar solucionar como primera instancia en los circuitos asistenciales públicos.

Para terminar, merece la pena fijar el objetivo sobre el tema que nos ocupa: el médico de familia debe poder efectuar el primer diagnóstico y tratamiento de forma que resuelva alrededor de un 50 % de los casos. El resto, los pacientes resistentes, extremadamente recurrentes o cuya clínica o situación vital implica una extrema gravedad, deben ser remitidos a los circuitos especializados correspondientes, donde el paciente puede ser ingresado, tratado en regímenes especiales como el hospital de día o incluido en programas que suponen el empleo de estrategias de mayor riesgo y que exigen una importante inversión de medios y tiempo. El resto se resolverá en el circuito de medicina primaria y nunca saldrá de él.

Capítulo 2

Epidemiología de la depresión

Enric Álvarez

Introducción

Los datos epidemiológicos revisten una importancia notable. Su conocimiento nos permite acceder a la dimensión del problema, en este caso la depresión, con una priorización racional y lo más objetiva posible de los recursos asistenciales en la comunidad.

Sin embargo, hay un paso previo que todo clínico debe conocer y considerar. Los estudios epidemiológicos prospectivos mediante trabajos de campo en la población general suelen utilizar entrevistadores profesionales no necesariamente formados en psiquiatría. En estos estudios se explora la existencia de **síntomas depresivos en la población general** (o de otra enfermedad psiquiátrica), pero no de **enfermedades depresivas**, por lo que el médico debe poner especial atención en la metodología empleada para ponderar adecuadamente los datos que se le ofrecen. Los pocos estudios de campo realizados con profesionales ofrecen datos que, como verá el lector, revelan que en la actualidad la depresión constituye un problema sanitario de primer orden en la asistencia pública.

La mayoría de los pocos trabajos epidemiológicos realizados en la población general se han llevado a cabo en Estados Unidos; entre ellos, el célebre estudio del Epidemiologic Catchment Area (ECA), efectuado por el National Institut of Mental Health (Dryman y cols., 1991).

Ahora bien, pronto dispondremos de datos extremadamente fiables de prevalencia de las enfermedades mentales en la población general en Europa (Ei y cols., 2002), gracias al proyecto ESEMeD/MHEDEA 2000 (*The European Study of the Epidemiology of Mental Disorders*). Adelantamos que, en España, la prevalencia de la depresión a lo largo de la vida se situará alrededor del 10 %, es decir, en el margen bajo del rango detectado en Estados Unidos (Josep M.ª Haro, comunicación en el Congreso Nacional de Psiquiatría). Como precedente de gran interés y centrado en la epidemiología de la depresión, pueden consultarse los resultados del estudio ODIN (Ayuso-Mateos y cols., 2001), que dio como resultado una prevalencia general en Europa de un 6,61 % para los hombres y un 10,05 % para las mujeres. La máxima prevalencia se registró en las zonas urbanas de Reino Unido e Irlanda y la más baja en las zonas urbanas de España. La relativa variedad en los resultados según la zona estudiada fue una de las características más remarcables del estudio.

Por otra parte, cabe señalar que la existencia de síntomas depresivos que no cumplen criterios de trastorno o enfermedad depresiva, supone con frecuencia una consulta médica preferente al médico de familia. Estos síntomas suelen deberse a problemas de adaptación en donde la respuesta a las situaciones de estrés son insuficientes; en estos casos, los fármacos antidepresivos (sobre todo los ISRS) aumentan la tolerancia al estrés y suelen mejorar esta sintomatología. La diferencia con la depresión reside en los objetivos terapéuticos, la latencia de respuesta, los riesgos de sufrir la enfermedad y el riesgo de recurrencia.

En el presente capítulo se enfatizan los estudios epidemiológicos realizados en **medicina primaria**, ámbito al que se dirige este libro. Resultará de utilidad, para aquellos facultativos interesados en la investigación epidemiológica en su ámbito natural de trabajo, saber que el instrumento de despiste o detección de la depresión más utilizado es el PHQ (*Personal Health Questionnaire*). La traducción y validación al castellano está publicada y disponible, y constituye un valioso instrumento de ayuda (Díez-Quevedo y cols., 2001).

1   Prevalencia de la depresión

La dimensión del problema de la enfermedad depresiva y los progresos en el desarrollo de tratamientos de indudable eficacia han impulsado poderosamente la investigación epidemiológica. Muchos autores han documentado una alta prevalencia de trastornos depresivos en la comunidad.

La prevalencia de depresión mayor oscila alrededor del 9 %. En relación con el sexo, la mayoría de los trabajos no encuentran diferencias en la patología depresiva antes de los doce años. Pero a partir de los quince y hasta los cincuenta y cinco años hay un claro predominio de las mujeres. La evidencia disponible indica que ha habido dos cambios fundamentales en la epidemiología de la depresión desde la Segunda Guerra Mundial: un incremento de la frecuencia total de la depresión y un cambio significativo hacia edades más tempranas.

Se ha descubierto que los síntomas depresivos pueden estar presentes en un 9-20 % de la población. La importancia clínica de tales síntomas, en ausencia de un síndrome depresivo completo, permanece incierta, pero algunos datos permiten sospechar que las personas con historia previa de síntomas depresivos tienen un riesgo relativo mayor de desarrollar un episodio depresivo durante el primer año de seguimiento, especialmente las mujeres.

La mayoría de los estudios llevados a cabo en este campo utilizan definiciones muy estrictas de depresión, atendiendo a criterios del DSM-III-IV. Esto se enmarca dentro de una tendencia que considera el trastorno depresivo mayor/grave la única situación clínica que requiere una intervención, olvidando que los trastornos de adaptación con ánimo depresivo grave comparten muchos factores de riesgo con la depresión y pueden responder, tal como apuntábamos antes, a las mismas medidas terapéuticas.

2 Incidencia

El cálculo de las cifras de incidencia exige el desarrollo de estudios longitudinales, con las consiguientes dificultades metodológicas que comportan. Por esta razón se dispone de escasos trabajos; además, la mayoría de ellos son previos al desarrollo de los actuales sistemas nosológicos, lo que hace sus resultados difícilmente comparables. En la tabla 1 se presentan los datos de algunos de los estudios de incidencia más importantes. De nuevo, vemos claramente reflejado el predominio de la patología afectiva en el sexo femenino.

Autor	Año	Incidencia
Weeke	1975	V: 130/100.000
		M: 330/100.000
Bebbington	1987	V: 201/100.000
		M: 381/100.000
Rorsman	1990	V: 4.3/1000
		M: 7.6/1000
Horwarth	1992	V: 1.0/100
		M: 1.7/100

Tabla 1. Incidencia anual de los trastornos afectivos en la comunidad en diferentes estudios (V: varones, M: mujeres).

3 Factores sociodemográficos y morbilidad depresiva en la comunidad

Un campo de gran interés en el estudio epidemiológico de la depresión ha sido el hallazgo de variables sociodemográficas y sociales que se asocian con el desarrollo de cuadros depresivos. Se presentan a continuación los factores más relevantes.

3.1 El sexo

La relación para los trastornos depresivos es del doble en la mujer que en el hombre, al menos entre los doce y los cincuenta y cinco años (por encima y debajo de estas edades no hay diferencias). La edad en que aparece el primer episodio depresivo es similar en ambos sexos. Por último, se sabe que el riesgo de cronicidad de esta enfermedad es mayor en la mujer.

Las diferencias encontradas en cuanto al sexo se podrían atribuir, en primer lugar, a una mayor «búsqueda de ayuda» por parte de la mujer. Sin embargo, esta explicación no resulta satisfactoria, ya que las diferencias se hallan en estudios de base comunitaria (nivel en el que no influye el grado en que se busca ayuda). Por otro lado, la desigualdad de tasas entre sexos no se debe sólo a un mayor número de recaídas o una mayor cronicidad de la enfermedad depresiva en la mujer, hechos que pudieran dar resultados más elevados en estudios de prevalencia, ya que se ha comprobado que la tasa anual de incidencia es casi el doble en la mujer que en el hombre.

Weissman y Klerman concluyeron en 1977 que estas diferencias se debían a factores socioculturales; sin embargo, un año después, Brown y Harris propusieron el clásico modelo de la «vulnerabilidad». Este modelo, que intenta explicar la mayor morbilidad del sexo femenino, postula la existencia de cuatro factores de vulnerabilidad:

- La pérdida de la madre antes de los quince años.
- La presencia en el hogar de tres o más hijos menores de catorce años.
- La falta de intimidad marital.
- La ausencia de trabajo fuera del hogar.

Según estos autores, tales factores contribuirían al desarrollo de cuadros depresivos sólo cuando se asocian a un factor precipitante (acontecimiento vital estresante). Otras líneas de investigación se centran en el papel que el rol social femenino pudiera tener en exponer a la mujer, en mayor medida que al hombre, al estrés, y en una mayor sensibilidad de ésta a los acontecimientos vitales estresantes. Paralelamente, también se han estudiado posibles explicaciones desde el punto de vista genético y hormonal.

En un reciente estudio norteamericano publicado en una revista dedicada a las diferencias de género en patología psiquiátrica y realizado en el ámbito de la **asistencia primaria**, se constataban en la mujer algunos factores de riesgo de sufrir depresión (Bertakis y cols., 2001). Las mujeres que nunca han estado casadas tienen menor riesgo de sufrir depresión que las separadas, divorciadas y viudas; estos mismos factores no son significativos para los hombres. Sin duda, los resultados de este trabajo reintroducen la idea de que existen factores de vulnerabilidad en la mujer relacionados con su rol social.

En otro estudio efectuado en Alemania se constató que las mujeres tenían mayor riesgo de sufrir depresión (al igual que en todos los estudios epidemiológicos), y se identificaron como factores de especial vulnerabilidad: la edad, la jubilación, el desempleo y el ser ama de casa sin realizar otro trabajo fuera del desempeñado en el hogar (Wittchen y cols., 2001). Este estudio se llevó a cabo también en el ámbito de la asistencia primaria.

3.2 *La edad*

Después del sexo, la edad constituye el segundo factor de riesgo importante en los trastornos afectivos. En general, el riesgo de padecer depresión aumenta con la edad, de forma que hay un pico de morbilidad depresiva en torno a las edades medias de la vida: 45-64 años para las mujeres y 35-64 años para los hombres.

Algunos estudios recientes en asistencia primaria constatan una alta comorbilidad de la depresión con otras enfermedades no psiquiátricas y situaciones de discapacidad en las poblaciones de edad avanzada. Sus autores comprueban que ésta es la diferencia mayor entre la depresión del adulto joven y la de la persona mayor, siendo de especial interés para el médico de familia el entrenamiento para identificar la depresión en personas mayores con diversos problemas físicos (Berardi y cols., 2002).

Aún más interesantes le resultan al médico de familia los factores que influyen para que los pacientes de edad manifiesten sufrir síntomas que permitan identificar la depresión (O'Connor y cols., 2001). El 48 % de las personas que padecen depresión moderada o grave no se quejaron de ningún síntoma durante la entrevista con su médico de familia. Los factores que mejor permitían su diagnóstico fueron, por orden decreciente: la gravedad del proceso, el contacto previo con especialistas y el ser mujer. El ser varón y poseer menor discernimiento respecto a los síntomas depresivos constituye, sin duda, una población de riesgo que el médico de familia debe tener en cuenta.

3.3 Estado civil

Las interrelaciones entre el estado civil y los trastornos afectivos son difíciles de comprender, ya que ambos pueden actuar como causa y como consecuencia. El divorcio y la viudedad constituyen acontecimientos vitales estresantes y afectan a la red de apoyos sociales, aumentando así el riesgo de padecer un trastorno depresivo. Por otro lado, los trastornos afectivos pueden favorecer una ruptura marital.

La influencia del estado civil en las tasas de trastornos afectivos es clara. El riesgo parece depender del sexo; así, las mujeres solteras tienen tasas más bajas que las casadas, mientras que los hombres solteros presentan tasas más altas que los casados. Esto último quizá tenga relación con la diferente respuesta, según el sexo, a distintos acontecimientos vitales y redes de apoyo a la que nos referíamos anteriormente. De esta forma, las mujeres responden mejor a la muerte del esposo de lo que lo hacen los hombres. También responden mejor que los varones al divorcio y a las dificultades financieras.

Tomando en cuenta estos datos no nos sorprende que el hecho de haber estado casada y no estarlo en la actualidad por separación, divorcio o viudedad, constituye un factor de riesgo (Bertakis y cols., 2001). Este dato puede contemplarse desde la perspectiva del evento estresante que supone la pérdida o separación de la pareja o, por el contrario, como se ha insinuado, que la experiencia de pareja supone en sí un riesgo para la mujer por la devaluación de su papel social. Esta interpretación resulta demasiado interesada.

3.4 Nivel socioeconómico

Parece existir una relación inversa entre el nivel socioeconómico y la prevalencia de clínica afectiva. Las posibles explicaciones a este hecho son múltiples. Desde un terreno dinámico, se ha sugerido que demasiadas «pérdidas», y no sólo aquéllas relacionadas con la muerte y la separación, pueden convertirse en experiencias significativas, y así podrían actuar como factores socioambientales negativos. Desde el punto de vista de las ciencias sociales, se ha sugerido que las profesiones que permiten la dirección, el control y la planificación de actividades pueden evitar el desarrollo de una depresión, siendo estos trabajos más comunes en las clases socioeconómicas altas. Por otra parte, se conoce que en los trabajos de los estratos socioeconómicos bajos hay menos control, más demandas y menos apoyo social del que existe en los de clase alta.

3.5   *Estrés social*

El estrés social ha recibido un interés especial en los estudios sobre trastornos afectivos. Distinguimos tres clases de estrés social: los acontecimientos vitales estresantes, el estrés crónico (como dificultades financieras o de relación a largo plazo) y los problemas diarios tales como relaciones de vecindad, de trabajo, manejo de la economía doméstica, etc. A principios de la década de 1980, se comenzó a estudiar en profundidad el papel que desempeñaban los acontecimientos vitales en el origen de los trastornos depresivos, y se postuló una relación específica con acontecimientos de pérdida grave; en cambio, los acontecimientos amenazantes estarían más relacionados con los trastornos ansiosos. Se sabe que, aunque menos del 10 % de quienes tienen un acontecimiento vital relevante desarrollan ulteriormente una depresión, el riesgo de padecerla es seis veces mayor si se ha experimentado un acontecimiento estresante. Por otra parte, los deprimidos presentan tres veces más acontecimientos vitales en los seis meses previos a los controles, aunque un tercio de los deprimidos no presenten ninguno.

3.6   *La depresión asociada a enfermedades no psiquiátricas*

El modo en que al estado anímico de una persona le afecta «estar enfermo» y el riesgo que esa persona tiene de sufrir síntomas depresivos son cuestiones de gran interés para el médico de familia. El estrés persistente de una discapacidad o el más agudo de la aparición de una enfermedad no psiquiátrica, suponen un requerimiento especial de tolerancia al estrés. Cuando esta tolerancia no es suficiente, el enfermo puede presentar síntomas depresivos aunque no cumpla criterios de depresión. En algunos casos, el paciente refiere los síntomas depresivos coincidentes con el inicio de otra enfermedad; sin embargo, con un mínimo de habilidad, el clínico podrá discernir si la aparición de la depresión es anterior y el estrés inducido ha empeorado la ya de por sí baja tolerancia al estrés de la depresión.

La coexistencia de una depresión comórbida con una enfermedad médica grave constituye un factor de riesgo importante, no así si la enfermedad es de carácter leve o moderado (Berardi y cols., 2002b). Además, se ha relacionado el riesgo de depresión con la existencia de discapacidades o los días de baja laboral por causas médicas (Berardi y cols., 2002a).

Por otra parte, es bien conocido que la respuesta terapéutica en pacientes con enfermedades médicas comórbidas es peor que en los pacientes sin comorbilidades. En un estudio reciente se demostró que los pacientes con otras enfermedades que fueron visitados y cuidados de forma especial siguiendo un programa específico, presentaban una tasa de respuesta cercana a la de los enfermos depresivos sin comorbilidad física (Koike y cols., 2000). El estudio, con un diseño semicontrolado con asignación aleatoria, se realizó en el ámbito de la atención primaria e intervinieron en el mismo cuarenta y seis facultativos y 1.356 pacientes. Básicamente, la máxima enseñanza que corrobora este estudio es que no se debe perder la intensidad diagnóstica o terapéutica en el diagnóstico y tratamiento de la depresión en pacientes que presentan patologías diversas. Asimismo, se ratifica que si el paciente se «siente cuidado» y se le informa sobre su enfermedad y su posible tratamiento, mejora el cumplimiento terapéutico, la calidad de vida y la respuesta terapéutica.

Respecto a las personas de edad avanzada, cabe decir que conocer la correlación entre la aparición de síntomas depresivos y una futura disfunción cognitiva es de especial relevancia para el médico de familia, ya que la carga asistencial y económica variará de forma considerable. En un estudio reciente realizado en el ámbito de la atención primaria, se constató que la detección de síntomas cognitivos no implica la aparición de depresión en un futuro próximo. En cambio, la depresión diagnosticada en una persona mayor implica un incremento de las posibilidades de sufrir pronto una disfunción cognitiva, hecho que caracteriza específicamente a la depresión de inicio tardío (Cui y cols., 2007).

4 Epidemiología de la depresión en asistencia primaria

Para el médico de familia es especialmente interesante conocer cuál es el alcance del problema en su práctica diaria. En este sentido, hay suficientes datos para dimensionar de forma adecuada la depresión en la asistencia primaria.

No se le escapará al lector que si el médico de familia es el primer eslabón en el proceso asistencial, la prevalencia de la depresión en las consultas de asistencia primaria no debería diferir en exceso de la encontrada en la comunidad.

Efectivamente, en un macroestudio realizado en Italia, en tres zonas distintas del país, se mostró una prevalencia de la depresión del 7,8 al 9 % entre los pacientes que acudían a la consulta, sin diferencias significativas entre las tres zonas estudiadas (Berardi y cols., 2002b). En otro estudio realizado en Alemania sobre un total de más de veinte mil pacientes atendidos por seiscientos médicos de familia, encontraron distinta prevalencia según los criterios diagnósticos empleados. Cuando utilizaban los DSM de la Asociación Americana de Psiquiatría, hallaban una prevalencia del 4,2 % entre todos los pacientes atendidos, que aumentaba hasta un 11 % si incluían los pacientes que cumplen los criterios de depresión leve del CIE (clasificación internacional de enfermedades de la OMS). Los médicos de asistencia primaria que participaron en este estudio prescribieron antidepresivos a dos terceras partes de los pacientes y un 15 % aproximadamente fueron remitidos al especialista (Wittchen y cols., 2001).

La diferencia entre los pacientes que se estima que debieron de recibir tratamiento específico y los que en realidad tomaron antidepresivos también ha sido estudiada y se considera que no llega a la mitad, alrededor del 40 % (Bellantuono y cols., 2002).

En otros estudios, este último dato alcanza una cifra parecida. Los autores muestran una preocupación notable al respecto, ya que una proporción demasiado alta de pacientes no son valorados como enfermos que requieren un tratamiento farmacológico específico. Esto es especialmente preocupante no sólo por el sufrimiento provocado por la enfermedad, sino también por el riesgo de suicidio que supone. La mayoría de investigadores en este campo, provenientes de la asistencia primaria, reclaman una mayor formación para la detección de nuevos casos y, sobre todo, guías diagnósticas y terapéuticas que minimicen al máximo el riesgo de «no tratar» (Berardi y cols., 2002a, 2002b; Harman y cols., 2001; Koike y cols., 2002).

En este sentido, las autoridades sanitarias deberían poner especial atención a los requerimientos de sus facultativos y subsanar las deficiencias del sistema sanitario que éstos ponen de manifiesto. La mejoría en la detección de nuevos casos de depresión y su tratamiento en la medicina primaria no sólo mejora globalmente la calidad de vida de la población y reduce el sufrimiento de los pacientes, sino que disminuye drásticamente el número de consultas en el sistema público de salud y las pérdidas económicas ocasionadas por los días de baja laboral o, incluso, de subsidio por enfermedad.

En la actualidad, se cuenta con una interesante herramienta para la detección de los síntomas depresivos en atención primaria. Se han validado para la población inglesa el *Patient Health Questionnaire* (PHQ-9) y el *Clinical Outcomes in Routine Evaluation-Outcome Measure* (CORE-OM). Se trata de dos cuestionarios que poseen una capacidad de detección similar a la entrevista del médico de familia orientada a la detección de la depresión (Gilbody y cols., 2007). Un instrumento así proporciona pistas orientativas para detectar la depresión y representa un gasto mínimo de tiempo en atención primaria. La sensibilidad de este método es del 91 % y la especificidad, del 78 %.

Conclusiones

La depresión constituye una enfermedad de gran repercusión social por la alta prevalencia que presenta y las consecuencias familiares y laborales que supone. Afecta más a las mujeres (el doble que a los hombres) y se inicia preferentemente en la edad media de la vida.

La existencia de síntomas depresivos relevantes, aun sin cumplir criterios de enfermedad depresiva, alcanza a la quinta parte de la población.

Los enfermos depresivos acaparan gran parte del tiempo de consulta del que dispone el médico de familia. Existen evidencias sobre el incompleto diagnóstico y la insuficiencia terapéutica de la depresión en medicina primaria. Por ello, es necesario desarrollar guías y programas específicos que reduzcan al mínimo los errores en la detección y el tratamiento de esta enfermedad, y que faciliten la ardua tarea del médico de familia, quien suele disponer, más que ningún otro facultativo, de menos tiempo en su quehacer diario y es, al fin y al cabo, el primer responsable de la salud en la comunidad.

Capítulo 3

El diagnóstico de la depresión

Enric Álvarez

Introducción

El diagnóstico en psiquiatría es peculiar respecto al resto de la medicina. La mayor parte de la información se obtiene por medio de la entrevista con el paciente, lo cual implica un máximo de subjetividad debido a la escasez de signos clínicos disponibles durante el proceso diagnóstico. Por otra parte, los conocimientos sobre la etiopatogenia de la mayor parte de enfermedades mentales son insuficientes para establecer la relación síntoma-cambio neuroquímico (factor etiopatogénico). Ello implica que el diagnóstico psiquiátrico rara vez supone un pronóstico probable como ocurre en otras especialidades médicas. Si a ello añadimos la existencia de distintas escuelas que en algunos casos son alternativas, entenderemos el estado actual del diagnóstico psiquiátrico y, en concreto, de la depresión.

La situación de exceso de subjetividad, falta de implicación pronóstica, baja estabilidad a lo largo de la evolución del paciente y la proliferación de escuelas y nomenclaturas, requirió en la década de los setenta la elaboración de unos criterios diagnósticos que homogeneizaran al máximo el diagnóstico desde una perspectiva ateorética y sin otras implicaciones que establecer una taxonomía común. En primer lugar, esta necesidad se produjo naturalmente en investigación. Era imprescindible el replicado de la misma, condición indispensable para la aplicación del método científico y, por lo tanto, la selección de la muestra debía ser lo más homogénea y parecida posible entre grupos de investigación sin relación entre sí.

Aparecieron entonces los *Research Diagnostic Criteria* o RDC, cuya prioridad era establecer un sistema diagnóstico útil en investigación y muy cercano a la realidad y a las evidencias científicas. Cuando las necesidades de homogeneización diagnóstica se extendieron a los ámbitos clínico y administrativo, se inició un proceso hasta ahora imparable, en donde el objetivo prioritario era la sensibilidad diagnóstica, es decir, garantizar el acuerdo entre observadores sobre el juicio clínico: los DSM (*Diagnostic Statistical Manual of Mental Disorders*) de la Asociación Americana de Psiquiatría. La metodología consiste en realizar un amplio trabajo de campo en el que se anotan los síntomas de miles de pacientes. El tratamiento estadístico se basa en efectuar un análisis factorial que los agrupe en «racimos» coherentes, y éstos son convenientemente etiquetados según la nomenclatura clásica y más cercana al cuadro clínico que configuran. Esta nomenclatura se modificó siguiendo el principio del diagnóstico ateorético, y así dejaron de utilizarse conceptos como neurosis y psicosis, o al menos perdieron las implicaciones supuestamente etiopatogénicas que tenían, razón por la cual la mayor parte de enfermedades aparecen como «trastornos».

En las sucesivas ediciones de los DSM (la última, la DSM-IV-TR) se ha afianzado la priorización de la sensibilidad diagnóstica en detrimento de la especificidad. El máximo exponente de este proceso en lo que respecta a la depresión es la imposibilidad de codificar el subtipo cualitativo de depresión sustituido por el nivel de gravedad. El caso más sorprendente es el diagnóstico de melancolía, cuya codificación ha desaparecido y, en cambio, se debe especificar el nivel de gravedad. La melancolía es, sin duda, el diagnóstico más estable y menos «borroso» en psiquiatría y, en cambio, no aparece codificado en ninguna estadística. Los diagnósticos tipo DSM o su equivalente de la OMS, los CIE (Clasificación Internacional de Enfermedades), tienen una divulgación extraordinaria, pero su utilidad y conveniencia son cada vez más discutidas, sobre todo por parte de la psiquiatría más inclinada a emplear la metodología científica.

En efecto, la utilización masiva de estos criterios diagnósticos y de clasificación ha seguido un claro principio: a mayor sensibilidad, peor especificidad. El acuerdo sobre el diagnóstico de una depresión es máximo, pero el subtipo cualitativo que implica tanto aspectos etiopatogénicos como anticipación de la respuesta terapéutica es, con diferencia, cada vez más precario.

Con todo, la utilidad de los criterios diagnósticos por parte de los médicos no especialistas es importante. De hecho, facilita de forma contundente la detección de sintomatología depresiva subsidiaria de ser tratada específicamente con fármacos antidepresivos. Deliberadamente, empleamos la terminología «sintomatología» y no enfermedad porque es en realidad lo que permiten detectar estos criterios. Es relevante, por otra parte, que la sintomatología depresiva puede mejorar con un tratamiento antidepresivo, tanto si es secundaria-adaptativa, de personalidad, como si se trata de una enfermedad depresiva. Por ello, un instrumento que permite al médico de familia su identificación y tratamiento es siempre relevante, ya que éste suele ser el primer facultativo al que se consultará.

Al médico de familia, estos criterios diagnósticos le crearán una insatisfacción notable y los percibirá como alejados del paciente que está entrevistando, fruto de la lógica falta de base en psicopatología. Por ello, el presente capítulo comprende dos partes diferenciadas:

- En la primera se hace una descripción sencilla pero completa con un lenguaje descriptivo lo más cercano posible a la experiencia diaria de cómo se inicia y mantiene un episodio depresivo. El clínico identificará fácilmente su realidad clínica con este apartado.
- En la segunda se muestran de forma pragmática los criterios diagnósticos al uso que se aplican para efectuar el diagnóstico.

Sin conocer bien la descripción psicopatológica, no podremos realizar nunca un diagnóstico correcto. El médico de familia no debería quedarse en el segundo punto, sino tratar primero de **identificar** los síntomas trazados en la descripción del episodio; así, adquirirá progresivamente la habilidad suficiente para que el diagnóstico sea lo más específico posible a la vez que compatible con una clasificación internacional.

1   Descripción clínica del episodio depresivo

En este apartado se describe el **episodio depresivo** progresivamente, tal como suelen ir apareciendo los síntomas. De esta forma se evita una exposición demasiado académica, que después podría entrañar dificultades al trasladarla a la realidad asistencial del día a día.

El inicio de las enfermedades depresivas puede producirse a cualquier edad, pero es más frecuente a partir de los treinta años, con incrementos de incidencia en el inicio de la involución. A excepción de los pacientes que alternan su sintomatología depresiva con episodios de euforia, el comienzo acostumbra a ser insidioso y difícil de identificar por parte del afectado. El paciente suele encontrarse más **cansado físicamente** de lo habitual, con frecuencia debe esforzarse más para realizar sus tareas cotidianas y su interés por ellas decrece. Se queja de **molestias somáticas**, como cefaleas, digestiones pesadas o estreñimiento, tiene **dificultad para dormir** y cuando lo consigue dice sentirse poco «reparado» por el sueño. Este insomnio es con frecuencia de mantenimiento y, al agravarse el cuadro, el enfermo lo describe como un **despertar brusco y precoz**, seguido de una percepción inmediata de angustia intensa de localización, en ocasiones, epigástrica.

Al empeorar de forma gradual el cuadro, el paciente percibe en sí mismo un estado de ánimo progresivamente más bajo, que se establece como franca **tristeza**. Ésta es descrita como un sentimiento muy distinto al de la tristeza que es consecuencia de una circunstancia vital, como un fallecimiento o una separación afectiva. Este sentimiento se va haciendo cada vez más profundo; al principio provoca con frecuencia el llanto, pero, llegado a un punto de gravedad, esta expresión afectiva desaparece y el paciente dice que «quisiera, pero no puede ya llorar».

Más adelante, la dificultad para desarrollar tareas y la disfunción del **rendimiento cognitivo** se van haciendo evidentes y pueden acentuarse de modo importante.

Paralelamente, el paciente siente cada vez **menos interés por sus actividades** habituales, tanto laborales como lúdicas o sexuales. Suele quejarse del enorme esfuerzo que le representa dedicarse a tareas que antes le interesaban mucho. Cada vez sale menos de casa y, finalmente, presenta una imposibilidad, a veces absoluta, para sentir placer de cualquier tipo. Esta **anhedonia** (ausencia de placer) abarca por igual las actividades lúdicas y las relacionales o afectivas. Asimismo, la emoción gratificante de sentir afecto por su familia desaparece. El paciente cree «no tener sentimientos» (anestesia afectiva) y ello es un motivo más para sentirse culpable.

Estas **ideas de culpa** las atribuye a motivos banales como «haber reñido a su hijo» o «dar una mala impresión en la empresa». Su naturaleza puede llegar a ser delirante, por ejemplo, si el sentimiento de culpa por reñir a su hijo tiempo atrás, implica para el paciente un castigo divino que se manifiesta en forma de su malestar actual, y que le hace sentir indigno y despreciable. Este **autodesprecio (devaluación de la autoimagen)**, independiente de las ideas de culpa, engloba todas las facetas relacionales; el paciente puede considerarse menos agraciado físicamente, inútil en sus tareas, antipático y desagradable o creer que los demás lo consideran así.

La tolerancia a las molestias físicas disminuye; leves incomodidades son expresadas por el paciente como insoportables. Además, su sistema neurovegetativo se altera: se ralentiza el ritmo intestinal y se producen, a veces, crisis vegetativas que pueden confundirse con crisis de angustia (ataques de pánico). Esto se traduce en frecuentes **quejas físicas**, más acusadas en pacientes de avanzada edad, etiquetadas, en ocasiones, de síntomas hipocondríacos. Considerarlo así es un error, ya que estas quejas responden a una disminución de la tolerancia al dolor y tal etiqueta desvirtúa el término de hipocondría. Otras veces las quejas revisten tal importancia que el paciente las explicita durante la primera entrevista y de forma invasiva durante la relación terapéutica.

La **anorexia** es característica en los episodios depresivos, acompañada o no de pérdida de peso. El paciente comenta que no le encuentra «ningún gusto a la comida», «que come a la fuerza, o que no lo haría si no se lo sugirieran». Sin embargo, en algunos subtipos clínicos de depresión, se evidencia una **bulimia** marcada básicamente por hidratos de carbono. Son ingestas de alimento compulsivas y en cantidades excesivas cada vez, pero no de forma continuada durante todo el día. Esta pauta alimentaria se presenta en pacientes muy jóvenes y suele acompañarse de somnolencia diurna y ritmo estacional, con un claro empeoramiento invernal. En otras ocasiones, el cambio en la dieta alimentaria se expresa como un comer desorganizado o anárquico, sin observar ningún horario o fundamento dietético.

Con la progresiva **ausencia de capacidad para sentir placer** y experimentar sentimientos de afecto, la sensación de que «la vida no vale la pena», o «que para vivir así...», va haciéndose más patente, lo cual conduce a la aparición de **ideas de muerte**. Posteriormente, con frecuencia el paciente se sorprende a sí mismo pensando en alguna forma de quitarse la vida, lo cual acentúa de modo notable la angustia y la desesperación. En ocasiones, los sentimientos de culpa intensos y persistentes desempeñan un papel importante en los deseos de muerte.

El desbordamiento afectivo que sufre el paciente cuando el clínico sugiere la posibilidad de que tenga pensamientos de esta naturaleza, es dramático. A veces la ideación suicida es intensa, y no es raro que pacientes con depresiones recurrentes muestren intentos autodestructivos en su historial clínico. De hecho, la enfermedad depresiva es la primera causa de suicidio consumado.

En cuadros depresivos graves, casi siempre de tipo melancólico (endógeno), se presentan **ideas de negación**. La gravedad de las mismas puede abarcar desde la simple impresión de que el paciente a cambiado irreversiblemente, que es «distinto», «mi cuerpo y mi cerebro han cambiado y nunca saldrán del estado en que se encuentran», pasando por la negación de órganos, «no tengo corazón» o «mis intestinos están putrefactos», hasta la idea completa de negación y convencimiento de que ya está muerto. Estas ideas, llevadas a su máxima expresión, constituyen el **síndrome de Cotard.***

Completan la ideación depresiva los sentimientos de pobreza y de **ruina**. Los pacientes que son ingresados por la intensidad del cuadro que presentan o por otros motivos, se expresan de esta manera: «¿Dónde voy a ir así... No tengo nada de ropa, lo he perdido todo, no podré pagar el hospital... Nos hemos quedado sin nada», etc.

Con frecuencia muestran preocupaciones excesivas en relación con hacer frente a pagos de facturas o préstamos, y no es raro que relacionen estrechamente los distintos temas que hemos comentado hasta ahora. Por ejemplo, el enfermo puede sentirse culpable por un pequeño y banal error cometido al firmar un documento bancario, lo cual le lleva al convencimiento de que, por su culpa, le bloquearán las cuentas y toda su familia sufrirá las consecuencias: sus hijos no podrán ir a la escuela y no podrán ser atendidas las necesidades mínimas de la familia. Ello va acompañado de premoniciones de destrucción personal, ideas de negación que completan la ideación depresiva junto al deseo de morir y poner fin al perjuicio que causa a los otros.

Sin embargo, la mayoría de casos no presentan un pensamiento tan grave y completo, sino parte de él; las ideas de culpa moderadas y el deseo más o menos explícito de muerte son las que se evidencian con mayor frecuencia en estos pacientes.

La actividad física puede oscilar entre los dos polos extremos. Desde la **agitación** marcada, con muestras aparatosas de petición de perdón por las malas acciones cometidas, pasando por una simple inquietud, hasta la **inhibición** más grave. Muchos pacientes expresan el deseo de permanecer en la cama la mayor parte del tiempo. Con asiduidad, expresan deseos de aislamiento y cualquier actividad física que tengan que realizar «se les hace una montaña». Es usual que el paciente fantasee acerca de situaciones de aislamiento completo. Esta inhibición tiene su máxima expresión en el **estupor melancólico**, un auténtico «coma» depresivo, durante el cual el paciente puede requerir que le sonden para alimentarse y que controlen su micción. Estas situaciones implican intervenciones terapéuticas enérgicas, una de las cuales sería la electroconvulsoterapia.

Algunos grupos de síntomas son característicos de determinados subtipos de depresión. Serán comentados de forma organizada en el apartado sobre subtipos de depresión; a continuación sólo los describimos:

- En ocasiones, el paciente experimenta un cambio en la intensidad de los síntomas a lo largo del día, mejorando a medida que éste avanza; son los denominados cambios diurnos, característicos de la **depresión melancólica**. Suelen ir acompañados de despertar precoz (despertar brusco dos o tres horas antes de lo habitual) seguido de un intenso malestar.

---

*El síndrome delirante de negación fue descrito por el psiquiatra parisino Jules Cotard (1840-1888). Puede presentarse en trastornos afectivos y en la esquizofrenia; sin embargo, también se han descrito casos en pacientes con patología neurológica estructural temporo-parietal del hemisferio no dominante y en migrañas severas.

- Con menor frecuencia, un paciente deprimido puede presentar ideas delirantes, a veces congruentes con el estado de ánimo, es decir, que contienen una temática de ruina, culpa o negación; o bien, sin relación con el humor depresivo, por ejemplo, de tipo autorreferencial (perjuicio), más raramente pueden presentarse alucinaciones. Estos síntomas son característicos de la **depresión psicótica**.
- En pacientes deprimidos jóvenes que enferman en la adolescencia se presentan rasgos **atípicos** (depresión atípica). Muestran más abulia y pérdida de interés que tristeza, bulimia con aumento de peso y somnolencia durante el día sin insomnio aparente.

2   La sintomatología depresiva según el modelo médico

En la mayoría de tratados clásicos se exponen los llamados síntomas nucleares de la depresión siguiendo conceptos psicológicos y fenomenológicos. Este concepto suele referirse a la hipotimia, la inhibición y la ansiedad. Sin embargo, esta concepción dista mucho de seguir el modelo médico y es confusa en cuanto a los términos que usa. De hecho, estos síntomas no son ni siquiera patognomónicos de la depresión.

El concepto de tristeza, emoción absolutamente normal y reactiva a acontecimientos externos, poco tiene que ver con la «angustia» o el «sufrimiento» que presenta un enfermo depresivo. La diferencia cualitativa es prácticamente constante y no sólo limitada al subtipo melancólico. Lo mismo podríamos comentar acerca de la ansiedad y la inhibición como diferencias cualitativas con situaciones más reactivas y alejadas de la sintomatología depresiva.

En la tabla 1 se intenta una aproximación al modelo médico de enfermedad, en nuestra opinión, más cercana a la realidad y al concepto de la depresión como tal (Álvarez y cols., 2007). Es postulada, desde hace más de dos décadas, una hipofunción serotoninérgica (5HT) en la depresión como alteración de vulnerabilidad o de rasgo y una probable hipofunción nor-adrenérgica como cambio de estado, es decir, que se produciría únicamente durante los episodios depresivos.

Tres de los síntomas que consideramos nucleares de la depresión están claramente relacionados con la comentada disminución de actividad 5HT en el sistema nervioso central (SNC):

- Disminución de la resistencia al estrés.
- Disminución de la resistencia al dolor.
- Alteraciones en los ritmos circadianos (disminución adicional de otra indolamina: la melatonina).

En cambio, podemos considerar los demás síntomas nucleares de la depresión relacionados con la disfunción de las catecolaminas:

Cambio químico	Síntoma nuclear	Repercusión	Síntomas clínicos
Hipofunción 5HT			
Serotonina	Baja resistencia al dolor Baja resistencia al estrés	Molestias físicas habituales se «sufren» amplificadas y son insoportables: cefaleas, lumbalgias, distensión abdominal…	Somatizaciones. Síntomas hipocondríacos…
	Alteración en los ritmos circadianos (sueño y su estructura, cortisol y temperatura)	Todo se ve difícil y complejo, incapacidad para tomar decisiones, «todo se hace una montaña». Angustia intensa no modificable, interferencia con el rendimiento general. Desesperanza ante situaciones convencionales…	Pesimismo ante el futuro. Angustia. Tristeza. Sentimientos de culpa.
Melatonina	Dificultad para experimentar sensaciones placenteras	Acortamiento latencia REM, aumento densidad REM, disminución sueño lento (profundo): baja eficiencia del sueño. Alteración ciclo cortisol.	Insomnio, despertar precoz, sensación de no «haber descansado». Hipersomnia. Encontrarse peor por la mañana (cambios diurnos)
Hipofunción catecolaminérgica			
Dopamina	Poca activación general del SNC	Falta de refuerzo positivo con pérdida progresiva de intereses familiares, laborales, lúdicos y sexuales. Progresivo desinterés en la vida. Anorexia.	Pérdida de intereses. Desinterés en seguir vivo, ideas de muerte. Devaluación de la autoestima, ideas de culpa. Devaluación de la autoimagen, ideas de ruina.
Noradrenalina	Disfunción cognitiva	Sensación de poca vitalidad general. Mala activación del SNC. Atención, concentración y activación disminuidas.	Inhibición, fatiga, cansancio, pesadez de extremidades. Quejas en el rendimiento intelectual general.

Tabla 1. Cambios químicos en la depresión. Posibles consecuencias y correlaciones con la sintomatología convencionalmente descrita.

- Dificultad o imposibilidad para experimentar sensaciones placenteras. Relacionada con la actividad catecolaminérgica, en concreto de la dopamina.
- La disfunción cognitiva, relacionada básicamente con hipoactividad de la noradrenalina.

Por supuesto, la correlación con algunos de los síntomas ideativos es todavía más tentativa y compleja. Esta tabla constituye un intento de relacionar lo más adecuadamente posible los denominados síntomas nucleares o principales, su posible base neuroquímica y los términos utilizados habitualmente en las guías de criterios diagnósticos para designar los síntomas depresivos.

3 Subtipos cualitativos de depresión

El subtipo más homogéneo y el diagnóstico más fiable y estable en psiquiatría es el subtipo **melancólico** (diagnosticable, pero no codificable en los sistemas de clasificación). Se caracteriza por padecer siempre un despertar precoz y cambios diurnos marcados (más acusados por la mañana), una pérdida de peso incluso sin anorexia, una inhibición o agitación psicomotora y un ajuste premórbido bueno. La tendencia a la recurrencia es muy marcada.

Otro subtipo es la **depresión atípica**, caracterizada por iniciarse en sujetos jóvenes generalmente en la adolescencia, presentar hiperfagia y, en ocasiones, incluso atracones bulímicos, aumento de peso y somnolencia diurna. Estos síntomas suelen mostrar un patrón estacional marcado. Actualmente se identifican también como **depresiones estacionales**, sobre todo si se inician en invierno.

El subtipo considerado más grave es la **depresión psicótica**. Se caracteriza por la presencia de ideas delirantes e incluso alucinaciones. La temática de estas ideas delirantes puede estar relacionada con la clínica depresiva; por ejemplo, el enfermo puede creer que el sufrimiento que le produce la enfermedad es un castigo de Dios por haber discutido con frecuencia con sus padres. En este caso, la idea delirante estaría relacionada con los sentimientos de culpa típicamente depresivos y se consideran síntomas psicóticos **congruentes** con la clínica depresiva. Si las ideas delirantes son autorreferenciales (de «persecución»), se consideran «**no congruentes**» con la depresión, al no tratarse de síntomas relacionados con ésta.

El concepto de **depresión bipolar**, aunque no codificable en los sistemas de clasificación, es de uso corriente en clínica. Hace referencia a los episodios depresivos de pacientes afectos de trastornos bipolares. Un trastorno bipolar es una enfermedad afectiva que ha presentado al menos un episodio de **manía**. La manía es clínicamente la imagen especular de la depresión: expansividad, euforia, sensación de máxima vitalidad, sobrevaloración de las propias posibilidades (inventos, ideas supuestamente «geniales»), procacidad sexual, disminución de la necesidad de dormir, etc. Los episodios depresivos que se intercalan con los maníacos pueden ser idénticos a los descritos hasta ahora, pero suelen presentar inicios muy bruscos y síntomas psicomotores importantes como una marcada inhibición e incluso estupor.

Los subtipos cualitativos mencionados pueden hacerse constar en el diagnóstico según el DSM-IV-TR con el epígrafe de «especificación», pero sin posibilidad de codificación. Además de las comentadas, existen especificaciones para los síntomas catatónicos, inicio en el posparto, curso longitudinal (duración de las recurrencias y relación con las etapas asintomáticas) y una especificación de ciclos rápidos.

4 El diagnóstico de la depresión

En la introducción se han descrito los sistemas de clasificación actuales de las enfermedades mentales. También se han comentado las ventajas y los inconvenientes que poseen, así como la conveniencia de que los médicos de familia los conozcan. En la tabla 2 se reproduce la clasificación actual de las enfermedades afectivas según los criterios diagnósticos del DSM-IV de la Asociación Americana de Psiquiatría (APA). En esta clasificación se observa que existen dos grandes grupos de enfermedades afectivas: las que a lo largo de su evolución no presentan episodios maníacos: trastornos depresivos; y por otra parte, las que han presentado al menos un episodio maníaco: trastornos bipolares.

La revisión del DSM-IV (DSM-IV-TR) subtipifica el trastorno depresivo mayor en dos grupos: el de los enfermos que sólo han presentado un episodio y el de los que son recurrentes. La depresión distímica, depresión oligosintomática con tendencia a la cronicidad, cuyos criterios diagnósticos son mostrados en la tabla 4, y la depresión no especificada completan el apartado. Por su parte, los trastornos bipolares son clasificados según las características del episodio más reciente: hipomaníaco, mixto, depresivo o maníaco. El trastorno bipolar II hace referencia a la existencia de síntomas maniformes entre los episodios depresivos sin que cumplan criterios de episodio maníaco.

En la tabla 3 se muestran los criterios diagnósticos que debe cumplir un episodio depresivo para que sea diagnosticado como tal. Conviene observar el número de síntomas necesarios en cada grupo para efectuar el diagnóstico.

Los criterios diagnósticos de la OMS, los CIE 10, no ofrecen grandes novedades y son bastante más imprecisos. Existe una versión para médicos no psiquiatras referenciada en la bibliografía general de este libro; ésta puede consultarse cuando el médico de familia necesite emplear este sistema de clasificación.

5 El curso evolutivo de la depresión

Así como la terminología que hay que emplear durante el episodio depresivo está descrita y consensuada desde hace décadas, las distintas situaciones clínicas que pueden darse

Trastornos depresivos

- Episodio depresivo mayor.

  Episodio único.

  Recurrente.

- Trastorno distímico.

  Especificar: inicio temprano/tardío.

  Especificar: con síntomas atípicos.

- Trastorno depresivo no especificado (NE)

  Ejemplos:

  – Trastorno depresivo menor.

  – Trastorno depresivo breve recurrente.

  – Depresión pospsicótica de la esquizofrenia.

Trastornos bipolares

- Trastorno bipolar I.

  Episodio maníaco único.

  – Especificar si: mixto.

  Episodio hipomaníaco más reciente.

  Episodio maníaco más reciente.

  Episodio mixto más reciente.

  Episodio depresivo más reciente.

  Episodio sin especificar más reciente.

- Trastorno bipolar II (episodios depresivos mayores recurrentes con hipomanía)

  Especificar episodio actual o más reciente hipomaníaco/depresivo.

- Trastorno ciclotímico.

- Trastorno bipolar no especificado (NE)

  Ejemplos:

  – Hipomanía recurrente sin depresión.

  – Episodio maníaco superimpuesto a un trastorno delirante.

Trastorno del estado de ánimo causado por una enfermedad médica

Trastorno del estado de ánimo inducido por sustancias

Trastorno del estado de ánimo no especificado (NE)

Tabla 2. Trastornos del estado de ánimo (DSM-IV-TR).

<table>
<tr><td>

A. Presencia de cinco (o más) de los siguientes síntomas durante un período de dos semanas, que representan un cambio respecto a la actividad previa; uno de los síntomas deber ser (1) estado de ánimo deprimido o (2) pérdida de interés o la capacidad para el placer.

NOTA: no incluir los síntomas que son claramente debidos a una enfermedad médica o las ideas delirantes o alucinaciones no congruentes con el estado de ánimo.

1. Estado de ánimo deprimido la mayor parte del día, casi a diario según indica el propio sujeto (se siente triste o vacío) o la observación realizada por otros (por ejemplo, el llanto).

   NOTA: en los niños y adolescentes el estado de ánimo puede ser irritable.

2. Disminución acusada del interés o de la capacidad del placer en todas o casi todas las actividades, la mayor parte del día, casi cada día (según refiere el propio sujeto u observan los demás).

3. Pérdida importante de peso sin hacer régimen o aumento de peso (un cambio de más del 5% del peso corporal en 1 mes), o pérdida o aumento del apetito casi cada día. NOTA: en los niños hay que valorar el fracaso en lograr los aumentos de peso esperables.

4. Insomnio o hipersomnia casi a diario.

5. Agitación o lentitud psicomotores casi cada día (observable por los demás, no una mera sensación de inquietud o de moverse de modo pausado).

6. Fatiga o pérdida de energía constante.

7. Sentimientos de inutilidad o de culpa excesivos o inapropiados (que pueden ser delirantes) casi a diario (no los simples autorreproches o la culpabilidad por estar enfermo)

8. Disminución de la capacidad para pensar o concentrarse, o indecisión, casi cada día (ya sea una atribución subjetiva o una observación ajena)

9. Pensamientos recurrentes de muerte (no sólo temor a la muerte), ideas suicidas recurrentes sin un plan específico o una tentativa de suicidio.

</td></tr>
<tr><td>

B. Los síntomas no cumplen los criterios para un episodio mixto.

</td></tr>
<tr><td>

C. Los síntomas provocan malestar clínicamente significativo o menoscabo social, laboral o de otras áreas importantes de la afectividad del individuo.

</td></tr>
<tr><td>

D. Los síntomas no se deben a los efectos fisiológicos directos de una sustancia (una droga, un medicamento…) ni a una enfermedad médica (hipotiroidismo…)

</td></tr>
<tr><td>

E. Los síntomas no se explican mejor por la presencia de un duelo (tras la pérdida de un ser querido), persisten durante más de dos meses o se caracterizan por una acusada incapacidad funcional, preocupaciones mórbidas de inutilidad, ideas suicidas, síntomas psicóticos o lentitud psicomotora.

</td></tr>
</table>

Tabla 3. Criterios diagnósticos del DSM-IV para el episodio depresivo mayor.

a lo largo de la evolución de una enfermedad depresiva creaban con frecuencia confusión. Prien y cols. (1991) estudiaron los distintos vocablos empleados en las revistas de mayor impacto bibliométrico en el campo de la psiquiatría. Encontraron 60 términos distintos para seis situaciones clínicas relevantes en cuanto a implicaciones pronósticas y terapéuticas. Estos autores proponen una terminología oficiosa respecto a los eventos que

<table>
<tr><td>

A. Estado de ánimo deprimido la mayor parte del día la mayoría de los días, manifestado por el sujeto u observado por los demás, durante al menos dos años.

NOTA: en los niños y adolescentes el estado de ánimo puede ser irritable y la duración debe ser de al menos un año.

</td></tr>
<tr><td>

B. Presencia, mientras está deprimido, de dos (o más) de los siguientes síntomas:

1. Pérdida o aumento del apetito.

2. Insomnio o hipersomnia.

3. Falta de energía o fatiga.

4. Baja autoestima.

5. Dificultades para concentrarse o para tomar decisiones.

6. Sentimientos de desesperanza.

</td></tr>
<tr><td>

C. Durante un período de dos años de la alteración (un año en niños y adolescentes), el sujeto no ha mostrado ausencia de síntomas de los Criterios A y B durante más de dos meses seguidos.

</td></tr>
<tr><td>

D. No ha habido ningún episodio depresivo mayor durante los primeros dos años de la alteración (un año en niños y adolescentes); por ejemplo, la alteración no se explica mejor por la presencia de un trastorno depresivo mayor crónico o un trastorno depresivo mayor, en remisión parcial.

</td></tr>
<tr><td>

E. Nunca ha habido un episodio maníaco, mixto o hipomaníaco, y nunca se han cumplido los criterios para el trastorno ciclotímico.

</td></tr>
<tr><td>

F. La alteración no aparece exclusivamente en el transcurso de un trastorno psicótico crónico, como son la esquizofrenia o el trastorno delirante.

</td></tr>
<tr><td>

G. Los síntomas no se deben a los efectos fisiológicos directos de una sustancia (como una droga o un medicamento) o a una enfermedad médica (hipotiroidismo…)

</td></tr>
<tr><td>

H. Los síntomas causan un malestar clínicamente significativo o menoscabo social o de otras áreas importantes de la afectividad del individuo.

Especificar si:

— Inicio temprano: antes de los 21 años.

— Inicio tardío: a los 21 años o con posterioridad.

</td></tr>
</table>

Tabla 4. Criterios diagnósticos según el DSM-IV para el trastorno distímico.

suceden durante la evolución de una enfermedad depresiva, pero que ha sido adoptada por gran parte de la comunidad psiquiátrica:

- **Episodio:** es la situación en que el paciente cumple criterios para ello y se supone el momento de máxima gravedad de los síntomas.

- **Respuesta terapéutica:** es el inicio de mejoría después de aplicar un tratamiento. En la mayoría de ensayos clínicos se considera como tal la reducción en un 50 % en la puntuación de una escala de gravedad.
- **Remisión:** situación de mejoría completa de los síntomas. Suele considerarse remisión una puntuación inferior a nueve en la escala de Hamilton para depresión (HRSD).
- **Recaída:** reagudización de la sintomatología en el mismo episodio depresivo. Su duración se estima entre cinco y doce meses; sin embargo, en la depresión recurrente el período entre un episodio y el siguiente puede pasar desapercibido. En estas ocasiones, el paciente dice encontrarse «menos mal», sin llegar a la mejoría de una respuesta terapéutica.
- **Recuperación:** se estima que el episodio objeto de tratamiento ha terminado y el paciente se encuentra en situación de remisión clínica.
- **Recurrencia:** aparición de un nuevo episodio después de haberse producido la recuperación. La presencia de una nueva recurrencia es obviamente esencial para considerar el diagnóstico de depresión recurrente e implica la indicación de un tratamiento de mantenimiento o profiláctico.

En los capítulos sobre la terapéutica farmacológica de la depresión, se comenta la importancia de situar al paciente según su momento evolutivo, ya que ello implica unos objetivos terapéuticos y sobre todo una duración del tratamiento distinta.

6 Diagnóstico diferencial de la depresión

Ante la aparición de un primer episodio depresivo debe efectuarse un diagnóstico diferencial con otras patologías no psiquiátricas que pueden inducir a falsos positivos en el diagnóstico de una enfermedad depresiva. Como en cualquier otra enfermedad mental, la presencia de **síntomas confusionales** descarta prácticamente la etiología psiquiátrica. En efecto, síntomas de desorientación temporal o espacial, la presencia de alucinaciones visuales y la aparición brusca de síntomas de perjuicio nada sistematizados deben alertar al clínico sobre un origen no psiquiátrico del síndrome depresivo que atiende.

En otras ocasiones y en ausencia de sintomatología confusa, la «pista» debe buscarse preguntando acerca de dos o tres síntomas diana de las patologías con las que se efectúa el diagnóstico diferencial, mostradas en la tabla 5. Por ejemplo: la hipomimia y lentitud en el Parkinson, las alteraciones prácticas en las demencias, las cefaleas localizadas y continuas o la somnolencia persistente en los tumores cerebrales, el aumento injustificado de peso y aumento de percepción del frío en el hipotiroidismo, la sequedad de boca intensa en la enfermedad de Sjögren, la inhibición psicomotora grave en la enfermedad de Addison o la aparición de estrías en la piel y la «cara de luna llena» en la enfermedad de Cushing.

Tipo de patología	Enfermedad	Diagnóstico diferencial
Afectación del SNC	Enfermedad de Parkinson	Exploración neurológica
	Esclerosis múltiple	Anamnesis, Resonancia Magnética Nuclear (RMN)
	Alzheimer estadio precoz	Exploración psicopatológica. Exploración neuropsicológica, SPECT
	Accidente vascular cerebral	Exploración neurológica, TAC cerebral
	Tumores	Exploración neurológica, TAC cerebral
Disfunción endocrina	Hipotiroidismo	TSH (tirotropina) basal
	Enfermedad de Addison	Cortisol basal, TSD (test de supresión con dexametasona)
	Enfermedad de Cushing	Cortisol basal, TSD
Enfermedades del colágeno	Lupus eritematoso	Pruebas reumatológicas. Abordaje paralelo
	Otras (Sjögren, vasculitis, etc.)	Igual, según patología
Cardiovasculares	Miocardiopatía	Anamnesis, ECG (electrocardiograma)
Fármacos	Reserpina, propanolol, clonidina	
	Antipsicóticos típicos (neurolépticos)	
	Amantadina	
	Corticoides	Anamnesis y monitorización
Otras	Anemia de distinta etiología	Hemograma, estudio básico de anemia
	Síndrome carcinoide	Anamnesis, exploración física, marcadores tumorales

Tabla 5. Diagnóstico diferencial de la depresión. En la columna de la izquierda, figura el grupo de enfermedades o sustancias que pueden remedar la sintomatología depresiva. En el centro, la enfermedad o sustancia en concreto, y a la derecha, la exploración clínica o analítica que permite efectuar el diagnóstico diferencial.

La hipofunción adrenal (enfermedad de Addison) y la hiperplasia e hiperfunción de la misma glándula (enfermedad de Cushing) pueden producir una clínica depresiva. Además, se trata sin duda de la depresión secundaria más cercana y casi imposible de distinguir de la depresión psiquiátrica, es decir, de la de origen neuroquímico funcional. No es raro, pues, que el diagnóstico diferencial se efectúe únicamente por la determinación del cortisol en sangre o por pruebas funcionales dinámicas como el test de supresión con dexametasona (TSD).

En la tabla 5 se muestra, en la primera columna, el grupo de enfermedades o sistema afectado; en la segunda, la enfermedad a la que hay que efectuar el diagnóstico diferencial; y en la tercera, la prueba o las pruebas complementarias o de exploración **clave** para descartar la causa no psiquiátrica en el diagnóstico de la depresión.

Conclusiones

Las enfermedades depresivas presentan, en general, un inicio insidioso que dificulta un primer diagnóstico. Si el paciente es perspicaz, al principio será capaz de racionalizar y encontrar una relación causal de lo que le ocurre con acontecimientos vitales. El médico puede utilizar las herramientas de diagnóstico y de diagnóstico diferencial comentadas en este capítulo con el objetivo de realizar el diagnóstico lo más precozmente posible.

Por otra parte, es importante situar al paciente en el momento evolutivo de su enfermedad, con la idea de fijar de un modo adecuado el objetivo terapéutico y la duración del mismo.

Capítulo 4

Sintomatología depresiva en patología no psiquiátrica

Cristóbal Gastó

Introducción

Las relaciones entre los trastornos del humor y las enfermedades orgánicas son frecuentes y complejas. Ambos grupos de trastornos pueden coincidir en un mismo paciente, exacerbarse mutuamente o presentar síntomas similares en algún momento de la evolución. El término «comorbilidad», al que ya hemos hecho referencia, se ha utilizando extensamente para referirse a estas relaciones. Antes de la aparición de criterios de diagnóstico normalizados, el concepto más utilizado en la práctica clínica que vinculaba un trastorno mental con una patología orgánica era el concepto de reactivo. En efecto, se hablaba de depresiones reactivas, manía reactiva, etc., con la pretensión de asociar causalmente una alteración fisiopatológica conocida (hipertensión, diabetes, etc.) con un complejo de síntomas mentales.

En la actualidad, se suele evitar estas referencias causales aceptando la coexistencia de diversos cuadros psiquiátricos y orgánicos que deben ser diagnosticados y tratados por separado. Es necesario hacer una primera distinción en este tipo de comorbilidad. Primero hay que identificar los estados de humor consecuentes al hecho de sufrir o recibir un diagnóstico (y un tratamiento) de una enfermedad orgánica grave, incapacitante o que se supone mortal, en una persona sin antecedentes previos personales o familiares de patología psiquiátrica. Estos estados de humor son, por lo general, de tonalidad triste y se acompañan de angustia. Son, en muchos aspectos, similares al duelo. Su intensidad y duración serían los que mejor recogen el concepto de reactivo, son muy variables dependiendo de la personalidad premórbida del paciente y de la enfermedad orgánica. Para este grupo de pacientes se reserva el diagnóstico de Trastorno Adaptativo (depresivo, ansioso o mixto, DSM-IV).

Un segundo grupo de pacientes son los que sufren un trastorno del humor específico (depresión mayor, crisis de angustia, manía, etc.) y una o más enfermedades orgánicas en curso (epilepsia, AVC, EPOC, cáncer, etc.). Un tercer grupo lo constituyen aquellos que inician su enfermedad orgánica casi exclusivamente con síntomas mentales (cáncer de cabeza, de páncreas, tirotoxicosis, Cushing, tumores encefálicos, etc.). Finalmente, deben valorarse los pacientes con trastornos del humor inducidos por tratamientos médicos.

1   Epidemiología

Los estudios de prevalencia de síntomas depresivos y de depresión en poblaciones médicas ofrecen cifras muy dispares. La prevalencia de la depresión mayor (DSM-III y IV) en pacientes orgánicos ambulatorios oscila entre el 2,2 % y el 14,6 %. Se calcula que cerca de la mitad de pacientes atendidos por médicos generalistas manifiestan síntomas afectivos que requieren valoración y tratamiento. De un 30 a un 50 % de estos casos son escasamente reconocidos (Gastó, 2001).

2   Valoración de los síntomas afectivos

Los términos de afecto y humor son generalmente intercambiables en la literatura médica. No obstante, el primero hace referencia no sólo al estado de ánimo de la persona, sino también a los rasgos físicos que los acompañan (expresión facial, actividad motora, etc.). El tipo de humor es la expresión del estado de ánimo o emocional del paciente en el momento de la exploración. El paciente (o los familiares) pueden dar docenas de adjetivos a este humor: *rabia, angustia, disgusto, miedo, irritabilidad, hostilidad, apatía,* etc., dependiendo del nivel cultural y de la información que se tenga sobre temas psiquiátricos. Por sí solo, el tipo de humor no suele dar la clave del proceso subyacente, sea éste orgánico o psiquiátrico. Frente a un paciente que refiere síntomas mentales sugerentes de patología afectiva, debe explorarse las siguientes agrupaciones de síntomas:

2.1   *Disforia*

Etimológicamente, «disforia» significa *humor anormal* y se aplica a los cambios, en general bruscos, de humor de relativa corta duración (< 24 h), aunque suelen ser recurrentes. Los síntomas que componen este estado son el humor triste, la irritabilidad y, en ocasiones, la ansiedad (sensación de tensión interna). Se ha descrito multitud de cuadros clínicos donde la disforia es el complejo de síntomas predominante. Por ejemplo, la disforia premenstrual (trastornos afectivos de la fase luteínica), la disforia posparto (*pospartum blues*), la disforia posanestesia, la disforia inducida por drogas, etc. Usualmente, estos cambios de humor súbitos y de relativa corta duración son el efecto secundario de algunos trastornos orgánicos o del consumo de alcohol y drogas. Que sean de corta duración no significa que no puedan ser intensos y repercutir gravemente en la conducta del paciente.

2.2   *Depresión*

El término «depresión» debería aplicarse sólo a pacientes que cumplen criterios de enfermedad depresiva o de síndrome depresivo. La banalización del término en la última cuarta parte del siglo XX ha promovido el sobre diagnóstico en todos los niveles de atención a la salud. El humor del paciente depresivo, por lo general, es de tonalidad triste, aunque en algunos casos puede predominar la *disforia,* sobre todo en estadios iniciales del trastorno. Además, el humor triste rara vez se da aislado. En el síndrome depresivo están comprometidos diversos sistemas neurobiológicos responsables de la actividad motora, del sueño, del apetito y de la cognición. Cada uno de estos sistemas, dependiendo de su nivel de afectación, inducen diversos grupos de síntomas. Por sí solos, estos síntomas no permiten el diagnóstico de depresión. No existe un consenso de cuántos síntomas son necesarios. El DSM-IV considera que de dos a tres síntomas persistentes durante una semana es un criterio suficiente. Con este criterio, sin embargo, se han incrementado los casos de *falsos positivos.*

2.3 Ansiedad

Los síntomas de ansiedad son extraordinariamente inespecíficos y suelen acompañar a la mayoría de enfermedades, sobre todo agudas, y a todas las situaciones de estrés social. La ansiedad o angustia se caracteriza por una emoción de temor inespecífico, molestias físicas (palpitaciones, ahogo, sudoración, etc.) y, en el caso de ataques paroxísticos, sensación de muerte inminente. Este último cuadro clínico se conoce como ataques de pánico o crisis de ansiedad. La mayoría de personas que sufren un ataque de esta naturaleza por vez primera, creen padecer un ataque cardíaco. En algunos pacientes, las crisis debutan como un pseudo vértigo con sensación de inestabilidad y temor de sufrir un ataque cerebral o desarrollar un tumor.

Otra forma de ansiedad es el denominado trastorno de ansiedad generalizada. Presenta un inicio insidioso, sin crisis, y caracterizado por una sensibilidad extrema a los estresores ambientales, a la tensión fluctuante, al insomnio de conciliación y a la fatiga en ausencia de fobias secundarias. Ambas formas de ansiedad son frecuentes en las consultas ambulatorias médicas y psiquiátricas y resultan altamente comórbidas con la depresión y otras patologías orgánicas y psiquiátricas.

2.4 Irritabilidad

Se caracteriza por una respuesta rápida y hostil a estímulos ambientales que usualmente no deberían provocar muestras de malhumor o disgusto. El paciente irritable suele estar triste o disfórico. Esta emoción posee valor diagnóstico cuando supone una emoción *nueva* en la manera normal de ser del paciente.

2.5 Humor lábil

Su particularidad son cambios rápidos de humor que se suelen acompañar de llanto o risa, de breve duración, sin que existan claros estímulos externos que lo induzcan. El humor lábil es característico de la mayoría de procesos degenerativos cerebrales.

2.6 Movimientos lentos

La exploración de la motricidad es uno de los aspectos más importantes al establecer un diagnóstico diferencial preciso de los cuadros afectivos primarios o comórbidos con enfermedades orgánicas. Los pacientes depresivos graves (endógenos o melancólicos) presentan una reducción del repertorio espontáneo de movimientos que suelen acompañar al estado emocional. Por el contrario, los pacientes ansiosos o aquéllos con aparentes síntomas depresivos secundarios a problemas psicológicos presentan una actividad motora normal.

2.7 Anhedonia

Se describe como la pérdida de la capacidad de buscar y consumir placer. Aunque este síntoma parezca en extremo subjetivo, es posible explorarlo con objetividad. La pérdida del placer consumatorio abarca a prácticamente todas las actividades de la persona depresiva (sexo, alimentación, distracciones, trabajo, etc.) y es permanente mientras dura el episodio depresivo. Este síntoma debe diferenciarse de la *apatía* en la que la capacidad consumatoria es normal mientras que el interés por actividades placenteras se ha perdido.

2.8 Síntomas somáticos

Los pacientes depresivos manifiestan una constelación de síntomas físicos variable, dependiendo del subtipo de depresión y de la enfermedad orgánica comórbida. Los más frecuentes son el insomnio, la anorexia y pérdida de peso, los dolores erráticos, la sensación de opresión en la boca del estómago (angustia) y la fatiga. Estos síntomas pueden preceder al cuadro depresivo completo y confundir sobre la naturaleza del trastorno subyacente.

2.9 Ideación suicida

Cualquier paciente depresivo puede, en algún momento, presentar pensamientos, deseos y planes suicidas. Los indicadores específicos de alto riesgo de suicidio incluyen verbalización de ideas o planes, notas del paciente (que con frecuencia es algún familiar quien las enseña al médico), evidencia de enfermedad mental grave (incluido el abuso de alcohol) e intento de suicidio fallido pocos días antes de la entrevista.

3 Síntomas depresivos en trastornos orgánicos comunes

3.1 Cáncer

Los estudios sistemáticos sobre síntomas depresivos y de depresión en pacientes oncológicos situaron la prevalencia en un 47 %. Se acepta que la mitad de pacientes con procesos neoplásicos han sufrido o padecerán trastornos depresivos de duración e intensidad variables. Los factores asociados a esta comorbilidad son:

a) el tipo de tumor (los estados depresivos se asocian con mayor frecuencia y gravedad en el carcinoma de cabeza, de páncreas y de pulmón y en el mieloma múltiple),

b) la existencia de antecedentes psiquiátricos no necesariamente depresivos,

c) la falta de apoyo social y

d) la estrategia psicológica que utiliza el paciente para afrontar la enfermedad.

Otro aspecto importante es la posibilidad de solapamiento entre la sintomatología asociada a los procesos neoplásicos y los síntomas depresivos. La astenia, la anorexia o la pérdida de peso son comunes en la instauración y evolución de las neoplasias; asimismo, son características de las depresiones y pueden colaborar con sus efectos a que éstas se instauren o se amplifiquen, pero también a que se sobre diagnostiquen. Lo mismo cabe decir de muchos tratamientos antineoplásicos, que pueden generar cuadros depresivos por sus efectos químicos directos y por sus efectos adversos.

3.2 *Trastornos cardiovasculares*

Las relaciones entre depresión y alteraciones cardiovasculares son recíprocas. La prevalencia de síntomas depresivos y de depresión clínica en pacientes con patología cardiovascular oscila entre el 16 y el 23 %. En los pacientes con enfermedad cardiovascular, la depresión se muestra como un factor de riesgo independiente que aumenta la progresión de la enfermedad cardíaca. La enfermedad coronaria, por ejemplo, es la que presenta una relación más estrecha con la clínica afectiva. Se calcula que alrededor del 30 % de los pacientes con infarto de miocardio presentan sintomatología depresiva de relevancia clínica y que esta sintomatología constituye un factor de riesgo que incrementa la mortalidad. La sintomatología ansiosa y la irritabilidad (disforia) son más frecuentes en estos pacientes que en otros cuadros depresivos.

3.3 *Trastornos endocrinos*

Las alteraciones extremas de la función endocrina (hiper o hipofunción) se asocian siempre a síntomas emocionales y, en especial, a cuadros de depresión o euforia. Los trastornos endocrinos suelen inducir cuadros depresivos con síntomas típicamente «endógenos» (lentificación de movimientos, anhedonia, torpor intelectual, etc.). Este cuadro es característico de cualquier forma de hipotiroidismo (autoinmune, iatrógeno, idiopático, etc.). A la inversa, el hipertiroidismo suele cursar con extrema ansiedad, irritabilidad y más raramente euforia. Otros cuadros endocrinos tales como el síndrome de Cushing, la enfermedad de Addison, la enfermedad de Conn, la diabetes y la deficiencia estrogénica, inducen síntomas afectivos similares a los de las depresiones endógenas.

3.4   Lesiones cerebrales focales

Las lesiones cerebrales focales (especialmente agudas) motivan diversos cuadros afectivos prodrómicos. Existe una extensa documentación sobre la asociación de depresión en lesiones del hemisferio izquierdo, sobre todo en la región frontal anterior y prefrontal dorsolateral. La gravedad de la sintomatología depresiva parece depender de la mayor o menor proximidad al polo frontal. Por el contrario, en los pacientes con lesiones del hemisferio derecho que desarrollan depresión, la lesión suele localizarse en regiones posteriores. Las lesiones isquémicas son las que con mayor frecuencia (18-65 %) inducen cuadros depresivos de intensidad variable. Los síntomas depresivos son igualmente prominentes en pacientes con lesiones focales de estructuras subcorticales, especialmente en ganglios basales (caudado, núcleo lenticular y cápsula interna). Además, la depresión es un síndrome que suele mostrar una elevada comorbilidad con enfermedades primarias de los ganglios basales (Parkinson, Corea de Huntington y de Sydenham, calcificaciones y tumores).

Las lesiones cerebrales focales pueden inducir síntomas no depresivos (en sentido estricto del término) pero sí emocionales que pueden ocasionar errores de diagnóstico. En efecto, síntomas como labilidad emocional, afecto embotado, indiferencia y apatía pueden ser tanto síntomas prodrómicos de una depresión grave como síntomas secundarios a daño cerebral focal.

3.5   Demencias

Sin duda la demencia vascular, consecuencia de infartos múltiples, es el trastorno al que con mayor frecuencia se asocian síntomas depresivos. La localización más común son los infartos lacunares en los ganglios basales, el tálamo y la cápsula interna, y el daño isquémico en la sustancia blanca que rodea los ventrículos (enfermedad de Binswanger). Cerca del 40 % de pacientes con esta patología cumplen criterios de depresión mayor grave. Este cuadro afectivo es extremadamente raro en la demencia de Alzheimer, aunque, dependiendo de los estudios, los síntomas depresivos se cifran en un 10-20 % de casos. El tratamiento con fármacos antidepresivos (y en ocasiones con eutimizantes) es prescriptivo en la demencia vascular y sólo opcional en algunos casos de demencia de Alzheimer. Finalmente, la demencia por cuerpos de Lewy (primariamente cortical) puede iniciarse y perdurar como una depresión grave en un 38 % de los casos. Por lo común, los pacientes combinan síntomas de Parkinson, deterioro cognoscitivo y depresión que pueden responder parcialmente bien, al inicio de un tratamiento antidepresivo, para mostrar después pseudorefractariedad.

3.6 Síndrome de fatiga crónico y fibromialgia

Ambos cuadros son altamente prevalentes en las sociedades industrializadas y multicausales. Aunque suelen considerarse entidades «funcionales» (sin daño orgánico objetivable), son distintas de las somatizaciones (múltiples quejas somáticas) y de la hipocondría (temor fóbico a sufrir una enfermedad incurable o mortal). Se ha intentado reagrupar todos estos trastornos en un único espectro común basándose en las siguientes líneas de evidencia:

1. Son frecuentes los síntomas de depresión, ansiedad, irritabilidad, dificultad de concentración y pérdida de interés.
2. En estos pacientes somáticos, las exploraciones psicológicas revelan un perfil psicopatológico similar al de los depresivos.
3. Se ha detectado una elevada prevalencia de trastornos afectivos en familiares de pacientes con fatiga crónica y fibromialgia.
4. La mayoría de pacientes de ambos grupos de trastornos requieren tratamiento antidepresivo.

La prevalencia en la población general de estos síndromes oscila entre el 0,08 y el 0,3 % según los estudios. En un 15 % de los casos, la fatiga y el dolor muscular pueden explicarse por enfermedades médicas encubiertas. La depresión mayor se diagnostica en un 70 % de los casos de fatiga crónica/fibromialgia, bien al inicio del padecimiento o durante el curso de éste.

Conclusiones

La valoración de la sintomatología depresiva en pacientes orgánicos determinará tanto la progresión de la enfermedad primaria como el trastorno psiquiátrico asociado. La comorbilidad en este nivel es la norma más que la excepción. Los cuadros depresivos graves (melancólicos o endógenos) son poco frecuentes y de fácil detección. Prevalecen en pacientes orgánicos los síntomas depresivos leves o moderados asociados a diversos factores somáticos y psicosociales. Los trastornos orgánicos que hemos detallado son los que prevalecen en las sociedades industrializadas. Este marco de referencia puede cambiar drásticamente en otros medios culturales y geográficos.

Capítulo 5

Sintomatología depresiva en atención primaria

CRISTÓBAL GASTÓ

Introducción

Los síntomas de depresión aparecen en multitud de situaciones de consulta médica, bien como motivo principal de consulta o en el transcurso de la misma. Obedecen a distintas causas y forman también parte de síndromes psiquiátricos y no psiquiátricos diversos. Gran parte de estos síntomas depresivos derivan de enfermedades orgánicas en curso conocidas o bien encubiertas. Diversas enfermedades mentales no afectivas pueden iniciarse o cursar con síntomas depresivos. El simple diagnóstico de «depresión» (o de depresión mayor) puede limitar extraordinariamente el tratamiento y entorpecer el pronóstico de muchos pacientes. Se ha demostrado que en atención primaria la detección precoz de síntomas depresivos (y de otros síntomas de alteración mental) es el primer, y más importante, nivel en la detección de morbilidad psiquiátrica en la población general. El segundo paso es la organización de estos síntomas en síndromes o cuadros clínicos de naturaleza y evolución diferenciadas. Un 10 % de la población de los países industrializados manifiesta síntomas depresivos de intensidad y duración enormemente variables. Algunos de estos síntomas pueden derivar de trastornos mentales no afectivos mientras que otros, de problemas de adaptación a condiciones adversas.

1 Tipos de síntomas y de trastornos depresivos

Al igual que las enfermedades orgánicas, los trastornos depresivos adoptan diferentes formas dependiendo de múltiples factores (etnia, nivel cultural, personalidad, procesos biológicos, etc.). Ningún síntoma por sí solo garantiza el diagnóstico. Algunas personas depresivas experimentan muy pocos síntomas afectivos (aunque pueden presentarlos de otra esfera, por ejemplo, motores), otras en cambio pueden mostrar muchos. La gravedad de los síntomas (o nivel de afectación a la persona) varía en cada individuo y a lo largo del tiempo. Desafortunadamente, la ausencia de indicadores «objetivos» en psiquiatría limita de modo considerable el diagnóstico de cualquier entidad. Además, la aplicación rutinaria de criterios normalizados (DSM-IV, ICD-10) tiende a favorecer el sobre diagnóstico de cuadros clínicos con síntomas muy inespecíficos. Los síntomas de humor anormal (tristeza, desesperanza, apatía, angustia, etc.) son muy comunes en la población

Edad inicio	38-45 años
Duración episodio	> 1 año
Recuperación	60-80 %
Recaídas y recurrencias	3-4/vida
Mortalidad/suicidio	> 15 %

Tabla 1. Curso y pronóstico de la depresión unipolar.

general, y forman parte del repertorio habitual de comunicación cuando la persona en cuestión sufre alguna situación desventajosa o problemática. Los criterios de diagnóstico, no obstante, establecen algunos límites (de intensidad y duración) para realizar el diagnóstico diferencial de los motivos de consulta por estos síntomas. Por ejemplo, el DSM-IV, cuando describe un episodio depresivo mayor, indica que debe darse un estado de ánimo en extremo deprimido, que dura al menos dos semanas e incluye síntomas cognoscitivos y funciones físicas perturbadas. Aun cuando todos los síntomas son importantes, se sugiere que los cambios físicos (síntomas somáticos o vegetativos) son los fundamentales para el diagnóstico (El-Mallakh *et al.*, 1996). En consecuencia, es importante, antes de ubicar a un paciente en un diagnóstico específico, explorar de forma pormenorizada los síntomas.

1.1   Tristeza y angustia

La tristeza es el sentimiento (o la emoción) dominante en la mayoría de pacientes depresivos, pero también en muchas personas que sufren otras patologías (dolor crónico) y en diversas circunstancias de la vida (duelo). La mayoría de clínicos (especialmente en Europa) consideran que la tristeza del paciente depresivo es distinta de la tristeza que pueda experimentarse por otras condiciones. En efecto, la tradición psiquiátrica europea consideró que la tristeza depresiva mostraba dos características diferenciadoras:

a)   un sentimiento doloroso sin justificación o explicación intelectual (este criterio eliminaba como depresión las situaciones de duelo o de pérdida); y

b)   el sentimiento doloroso es experimentado por la persona como cualitativamente distinto a otras experiencias tristes que hubiera sufrido previamente.

Ambos criterios no están relacionados con la gravedad o intensidad de la experiencia. Un estado de duelo por la pérdida de un ser querido induce tristeza en ocasiones muy profunda (y, de hecho, responde muy bien a tratamiento antidepresivo), pero este sentimiento es cualitativamente distinto del experimentado por el paciente depresivo. Lo mismo puede decirse de la angustia depresiva que suele acompañar a la tristeza en la mayoría de cuadros depresivos. Esta angustia es bien distinta de la aprehensión fóbica que experimenta el sujeto con crisis de angustia repetitivas a determinadas situaciones (espacios abiertos, medios de transporte, etc.). Tradicionalmente, estas emociones depresivas se describían en la llamada depresión melancólica (o melancolía), considerada en la actualidad un subtipo de depresión mayor. Es cierto que no todos los pacientes depresivos experimentan las emociones descritas; por ejemplo, en la distimia y en la depresión atípica esta alteración del humor no sucede. En el primer trastorno predominan el abatimiento y desánimo crónicos y, en el segundo, la ansiedad y la hipersomnia, entre otros síntomas somáticos.

1.2   *Dificultad para pensar*

Este síntoma (o grupo de síntomas) ha recibido diversos nombres técnicos en psiquiatría: bradipsiquia, bradifrenia, pobre concentración, etc. No obstante, «dificultad para pensar» es la frase que utiliza la mayoría de pacientes depresivos para referirse a una sensación subjetiva y real de no poder hilvanar pensamientos tal y como lo hacían antes de sufrir una depresión. Cuando el síntoma es grave, el paciente depresivo se asemeja clínicamente a un paciente afecto de demencia o de algún otro trastorno neurodegenerativo sobre todo de predominio cortical. En caso de que este síntoma sea predominante del cuadro depresivo, para el diagnóstico se utilizan los términos «pseudodemencia depresiva».

1.3   *Ideación suicida o de muerte*

Junto a la dificultad para pensar, los depresivos sufren la invasión de diversas ideas de carácter triste o amenazador. Generalmente son ideas recurrentes y monótonas (ideas de ruina, culpa, desesperanza, incapacidad, etc.) que, en ocasiones, se confunden con ideas obsesivas por su carácter persistente. A diferencia de estas últimas, las ideas monótonas depresivas no se acompañan de rituales comprobatorios o evitativos. Las ideas de poner fin a la vida son frecuentes en los depresivos (y en otras patologías mentales no afectivas) y representan una señal de atención urgente. En depresivos seniles estas ideas, de carácter triste, suelen referirse al estado de su organismo. En grado extremo, están convencidos de que su organismo se corrompe o se transforma anormalmente (síndrome de Cottard). El riesgo suicida es igualmente elevado en estos casos.

1.4   *Lentitud de movimientos*

Este síntoma es particularmente llamativo en depresivos graves y en depresivos seniles. En general, aparece tardíamente en el curso de la enfermedad en sujetos no tratados o que reciben tratamientos inapropiados. Además, el síntoma de lentitud o inhibición (en grado extremo) puede variar durante el día y de día a día. No es raro el cambio motor de la inhibición a la inquietud o agitación en determinados pacientes. La presencia de síntomas motores supone gravedad del cuadro clínico y en la mayoría de casos se requiere la hospitalización del paciente.

1.5   Insomnio e hipersomnia

Casi todos los depresivos sufren, en mayor o menor medida, alteraciones del sueño. La alteración característica es el despertar precoz y la imposibilidad de volverse a dormir. Generalmente, este síntoma se acompaña de ideación depresiva (incluidos los pensamientos suicidas) de madrugada. El despertar precoz y la imposibilidad de volver a dormirse es un síntoma que rara vez sucede en otras patologías médicas o psiquiátricas. En los cuadros de apnea del sueño se detectan diversos despertares a lo largo de la noche, pero el enfermo duerme después de ellos. En los sujetos ansiosos, al contrario, el insomnio suele ser de conciliación con dormición normal la mayor parte del tiempo.

La hipersomnia o sensación inapropiada de sueño durante el día la presentan algunos depresivos cuyo cuadro clínico se cataloga de atípico. Suelen ser mujeres jóvenes con síntomas inversos a los descritos antes (irritabilidad, ansiedad más que tristeza, hiperfagia, etc.). Es frecuente también en el síndrome perimenstrual y en distintos cuadros clínicos con afectación hormonal.

1.6   Anhedonia

El concepto de anhedonia se definió en el capítulo anterior. En este apartado nos interesa conocer qué forma adopta esta agrupación de síntomas en la depresión. La incapacidad para anticiparse y experimentar placer puede darse en diversas condiciones médicas y situacionales. Probablemente sea la característica psicobiológica que más rápidamente se pierde y más tarda en recuperarse cuando un organismo está en una situación de estrés agudo o sostenido. El DSM-IV define esta agrupación de síntomas como la pérdida de interés o placer en diversiones y actividades placenteras, incluido el sexo. Es una definición demasiado amplia, tanto que cualquier persona afectada por un trastorno que requiera atención médica (o atención de otro tipo) casi seguro que está anhedónica. En el paciente depresivo, sobre todo el «endógeno» (o melancólico), la anhedonia no es tan sólo una pérdida de interés. De hecho, el interés, si se entiende como *deseo de o hacia algo*, puede que se halle presente en el depresivo si no está muy inhibido. Lo característico en estos casos es la incapacidad del paciente para experimentar placer en situaciones en las que antes de sufrir el episodio depresivo sí podía. Cualquier situación o estímulo placentero puede experimentarlo como doloroso o angustioso. En ocasiones, el depresivo puede sentirse culpable de no disfrutar de las cosas o de las atenciones que le prestan la familia o los amigos. Este síntoma desaparece lentamente en el transcurso del tratamiento antidepresivo.

1.7 Fatiga

En el paciente depresivo, el sentimiento de fatiga no es consecuencia de un esfuerzo intelectual o físico. Este síntoma se halla presente incluso en estado de reposo y es permanente. Algunos depresivos parecen experimentar una mejoría al final del día (variación diurna) que puede confundir sobre la gravedad de su estado. Este síntoma es altamente inespecífico y si se presenta precozmente, sin otros síntomas que lo acompañen, debe realizarse el diagnóstico diferencial con otras enfermedades somáticas inductoras de fatiga (hipotiroidismo, cáncer, anemia, etc.).

Extrema vulnerabilidad al estrés
Síntomas reactivos (ansiedad, disforia, etc.)
Problemas de relación interpersonal
Impulsividad
Abuso de sustancias (incluidos los psicofármacos)

Tabla 2. Factores en la población general asociados a patología mental inespecífica, los cuales pueden confundirse con depresión.

1.8 Síntomas somáticos

Los pacientes depresivos experimentan una amplia gama de molestias físicas tales como cefaleas, molestias gastrointestinales, dolor persistente, etc., que de por sí son altamente inespecíficas. Rara vez estas molestias se presentan solas, sin estar acompañadas de otros síntomas de la esfera afectiva. Obviamente deben integrarse en un síndrome clínico conocido (tras las exploraciones pertinentes), sea orgánico, psiquiátrico o comórbido.

1.9 Indicadores adicionales

Hay otros síntomas o indicadores que pueden o no acompañar a un trastorno del estado de ánimo. Estos indicadores, en ocasiones, son más fiables que la valoración (sobre todo si ésta es rápida) de un paciente sólo en función de los síntomas aparentes. Los indicadores abarcan dos amplias categorías: a) indicadores del episodio más reciente y b) indicadores del curso o patrón temporal. Hay seis indicadores básicos que describen el episodio más reciente y orientan acerca del manejo y también del pronóstico:

— **Indicador de características atípicas:** el término *atípico* hace referencia a la presencia de síntomas inversos a los característicos de un cuadro depresivo. En efecto, los pacientes afectos de estos síntomas refieren hipersomnia diurna, en vez de insomnio, hiperfagia, exceso de peso y ansiedad, a veces en forma de ataques que, por lo general, no derivan en agorafobia (a diferencia de las crisis de angustia específicas). Aunque la ansiedad, más que la tristeza, colorea el cuadro clínico, estos pacientes pueden responder bien a estímulos placenteros y desarrollar una adaptación personal y social aceptable. Otra característica de estos cuadros es su mala respuesta a los antidepresivos tricíclicos (imipramina), relativa respuesta a ISRS (fluoxetina) y excelente respuesta a IMAO (fenelzina). Los síntomas atípicos predominan en mujeres jóvenes más que en hombres o sujetos de mediana edad.

— **Características melancólicas:** el término *melancólico* hace referencia a la antigua *melancolía* o *depresión endógena* caracterizada por síntomas cognitivos, afectivos y somáticos extremadamente graves. Además, se consideraba que el humor melancólico era cualitativamente distinto de otros estados de ánimo patológicos y específicos de la melancolía. Los síntomas característicos son el despertar precoz, la extrema anhedonia, los sentimientos de culpa o de ruina, la variación diurna del humor y el elevado riesgo suicida. Por lo general, estos episodios aparecen sin desencadenantes psicosociales, siguen un curso autónomo y no responden a placebo. Todo ello sugiere un fuerte componente biológico en el origen de estos cuadros. Se ha sugerido que los síntomas melancólicos son más frecuentes en personas de mediana edad o de edad avanzada que en adolescentes o jóvenes. Un episodio depresivo de estas características suele responder a ISRS y a nuevos antidepresivos con excepción de dosis elevadas de venlafaxina (> 300 mg). Usualmente, los pacientes requieren antidepresivos tricíclicos y TEC.

— **Características catatónicas:** los síntomas catatónicos pueden darse en distintas patologías médicas y psiquiátricas. Cuando se identifican en un paciente depresivo, el cuadro es extremadamente grave porque implica el riesgo de deshidratación, entre otros. Estos síntomas suelen aparecen en sujetos afectos de *melancolía* y en casos de *depresión psicótica.* Responden casi exclusivamente a TEC.

— **Características psicóticas:** algunos autores consideran la depresión psicótica una entidad independiente. En los criterios actuales de clasificación, sin embargo, los síntomas psicóticos son sólo un indicador de gravedad. Aunque sin duda esto es cierto, los depresivos psicóticos presentan unas características distintas al resto de pacientes depresivos. Los síntomas más característicos son la presencia de alucinaciones y delirios (en ocasiones bizarros como los delirios de parasitación, negación, etc.). Generalmente, estos síntomas aparecen en edades tardías y en muchos casos ponen de manifiesto alteraciones cerebro-vasculares. Estos pacientes no responden a los ISRS ni a otros antidepresivos solos y requieren un tratamiento combinado de antidepresivos y antipsicóticos o TEC en régimen de hospitalización. El pronóstico es sombrío y augura un alto índice de recaídas y de deterioro psicofísico.

— **Características crónicas:** cualquier tipo de depresión puede cronificarse por diversos factores y circunstancias. Usualmente, un primer episodio depresivo suele cronificarse cuando las dosis de antidepresivos o el abordaje terapéutico del paciente es insuficiente. La mayoría de pacientes depresivos responden bien a un tratamiento antidepresivo prescrito a dosis correctas y durante un tiempo suficiente (no menos de seis meses). El factor de cronicidad más importante es una alteración de la personalidad asociada. Los pacientes depresivos con antecedentes de trastornos de personalidad en la juventud y vida adulta tienden a responder mal a los tratamientos antidepresivos a largo plazo. Es posible que mejoren inicialmente con cualquier antidepresivo, no obstante, los problemas de personalidad y psicosociales asociados suelen complicar el pronóstico. Otro factor de cronicidad son las enfermedades orgánicas comórbidas. Estas características tienen relación con los indicadores de curso. Se han descrito tres indicadores básicos de curso: los antecedentes de *distimia, ciclos rápidos* (especialmente en pacientes bipolares) y el *patrón estacional.*

— **Antecedentes de distimia:** la *distimia* es una forma crónica de depresión que posee unas características clínicas similares a las descritas en las antiguas *depresiones Neuróticas.* Estas últimas se consideraban reactivas a problemas psicosociales junto a una personalidad vulnerable a múltiples factores estresantes. En la *distimia,* los síntomas característicos de la depresión mayor, o de la depresión melancólica, están ausentes por completo y los pacientes, aun sufriendo un estado de ánimo triste, conservan sus capacidades hedónicas, no presentan pérdida de peso ni alteraciones neurobiológicas y el estado de ánimo parece depender de cogniciones pesimistas asociadas a cuestiones biográficas (matrimonio, trabajo, etc.). Estos pacientes pueden sufrir un empeoramiento importante de su estado depresivo (usualmente debido a algún suceso estresante) y cumplir criterios de depresión mayor.

— **Ciclos rápidos:** este indicador de curso se aplica exclusivamente a pacientes afectos de un *trastorno bipolar.* Cerca de un 20 % de estos pacientes muestran ciclos rápidos de manía-depresión resistentes a tratamiento con sales de litio. Esto comporta un riesgo de suicidio elevado y mal pronóstico.

— **Patrón estacional:** es un indicador temporal que se aplica a los trastornos bipolares y a los episodios unipolares de depresión. Sucede en episodios que tienen lugar durante determinadas estaciones del año (depresión invernal). El patrón más característico es un episodio depresivo que empieza a finales de otoño y termina con el comienzo de la primavera. Los síntomas suelen ser hipersomnia (dormir en exceso), aumento del apetito y de peso, sentimientos de fatiga o inercia psicomotora similares a los de la depresión atípica.

	Depresión	**T. adaptación**
Humor	Depresivo	Depresivo-ansioso
Cognición	Culpa, ruina	Situacionales
Cambios fisiológicos	Sí	No
Evolución autónoma	Sí	No
Respuesta a fármacos	Sí	Parcial
Respuesta a psicoterapia	Parcial	Sí
Muerte por suicidio	Sí	?

Tabla 3. Diferencias clínicas entre depresión y trastorno de adaptación con ánimo depresivo.

Conclusiones

La valoración de los síntomas depresivos en atención primaria es una etapa clave en salud pública. La valoración de los síntomas que hemos desarrollado constituye sólo una somera aproximación a la complejidad diagnóstica que caracteriza a esta población de pacientes. Es importante resaltar los indicadores adicionales, pues, en muchos casos, resultan más fiables que la valoración rápida de los síntomas aparentes en un determinado paciente.

Capítulo 6

Antidepresivos y el concepto de selectividad antidepresiva

ENRIC ÁLVAREZ

Introducción

Hasta la década de los sesenta, únicamente la electroconvulsoterapia (ECT) poseía una eficacia contrastada en el tratamiento de la depresión. A partir de entonces se introdujeron en el mercado los primeros fármacos antidepresivos: la imipramina como representante de los tricíclicos y la iproniacida como primer IMAO. Este hecho relegó la electroterapia a tratamiento de segunda elección.

Los medicamentos disponibles hasta los años ochenta aumentaron poco en número y ofrecieron escasas novedades; sin embargo, a mediados de los noventa fueron introducidos los inhibidores selectivos de la recaptación de serotonina (ISRS), que, sin aumentar la eficacia, poseen un mejor perfil de efectos indeseables, lo cual implica una drástica mejoría en el cumplimiento terapéutico y, por lo tanto, en la calidad de vida del paciente y su reintegración familiar, social y laboral.

De hecho, ante la proliferación de nomenclaturas que hacen referencia a la selectividad por la recaptación de serotonina (ISRS), noradrenalina (ISRN) o ambos, (ISRSN) parece más coherente emplear el término ISR, es decir, inhibidores selectivos de la recaptación, ya que la proporción en que lo hacen sobre ambos transmisores es más bien variable y su adscripción a uno de estos grupos obedece en ocasiones a estrategias de marketing.

Como obras de referencia sobre las características de los distintos ISR se recomienda consultar: Feighner y Boyer, 1996, y Montgomery y den Boer, 1998.

1 Disfunciones de la neurotransmisión en la enfermedad depresiva

La implicación de dos neurotransmisores clásicos en la etiopatogenia de las enfermedades depresivas, la serotonina o 5-hidroxitriptamina (5HT) y la noradrenalina (NA), es bien conocida desde hace treinta años y los datos obtenidos posteriormente siguen indicando dicha implicación (Coppen, 1967, Coppen y cols., 1972, Sarrias y cols., 1987, Delgado y cols., 1990).

En concreto, la hipótesis de la hipofunción 5HT en la depresión es de las más estables y mejor confirmada de todas las enfermedades psiquiátricas. En la actualidad, la disminución de la actividad 5HT sináptica se considera una alteración funcional estable, es decir, de rasgo, mientras que el decremento de la transmisión NA aparece sólo con el inicio de la patología y, por lo tanto, es una alteración de estado. El tratamiento farmacológico de la depresión pretende siempre aumentar la actividad o el «tráfico» cerebral de ambos neurotransmisores o básicamente de 5HT. De hecho, incidir en el incremento de la actividad 5HT implica, en muchos casos, la mejoría y normalización de la actividad NA. En una proporción discutible de casos pero no inferior al 30 %, la restauración de ambos sistemas será imprescindible y con frecuencia se tratará de pacientes con características melancólicas y claras disfunciones cognitivas o síntomas de inhibición.

2　Mecanismo a través del cual actúan los antidepresivos

2.1　*El funcionamiento de la sinapsis*

Para comprender con la adecuada precisión el mecanismo de acción de los antidepresivos, resulta imprescindible realizar una visión superficial del funcionamiento sináptico (ampliar información en Bear y cols., 1996).

Los neurotransmisores son sintetizados mayoritariamente en el soma neuronal a partir de aminoácidos precursores: la serotonina (5HT) a partir del triptófano, la adrenalina a partir de la vía fenil-alanina tirosina y la acetilcolina tiene como precursores la lisina y la colina. Aunque el proceso de síntesis es el mismo que fuera del sistema nervioso central (SNC) y cualquier cambio suele ser común a ambas vías, la neurona «fabrica» la mayor parte de los neurotransmisores que utiliza.

Posteriormente, el neurotransmisor se desplaza hacia las terminaciones axonales y se almacena en forma de vesículas presinápticas. Cuando llega una nueva despolarización, el neurotransmisor es vertido al espacio sináptico por exocitosis. Una vez en la sinapsis, el neurotransmisor se acopla a la mayoría de estructuras por las que tiene afinidad:

- **Receptores postsinápticos:** diana principal de los neurotransmisores. Al unirse a este receptor, se producen las señales adecuadas para poner en marcha los cambios intracelulares en la siguiente neurona que implicará su despolarización y la continuación en la transmisión sináptica. Cada subtipo de receptor tiene efectos más o menos específicos a nivel funcional. Cada receptor tiene afinidad por un solo neurotransmisor, pero un neurotransmisor posee afinidad para distintos receptores que constituyen los subtipos de una misma familia.
- **Receptores presinápticos:** se encuentran en el soma neuronal de la misma célula que ha liberado el neurotransmisor. Se hallan no sólo en la terminación axonal, sino en todo el cuerpo neuronal. Su misión es actuar como inhibidor en el mecanismo de contrarregulación que controla la liberación de neurotransmisor. Cuando es saturado por éste, indica a la neurona que hay suficiente neurotransmisor en la sinapsis e inhibe su liberación.

- **Transportadores** (Barker y Blakely, 1995): son moléculas proteicas cuya misión es la recaptación del neurotransmisor a la propia neurona que lo ha liberado. Se inicia casi a la vez que la liberación del neurotransmisor y se trata de un mecanismo de «limpieza» de la sinapsis y no de «ahorro» como se había postulado. Es un mecanismo mucho más rápido que la metabolización de las aminas a través de las enzimas que se comentan a continuación. Su importancia reside en ser el mecanismo que regula prioritariamente el tiempo de «exposición» del neurotransmisor al receptor postsináptico. Impide que el mecanismo de transmisión implique una despolarización prolongada que, a su vez, impediría la llegada de un nuevo estímulo, es decir, de una nueva despolarización. Los transportadores para serotonina y noradrenalina se conocen por sus siglas anglosajonas: SERT (*serotonin transporter*) y NAT (*noradrenalin transporter*).

- Por otra parte, los neurotransmisores son metabolizados por la MAO (tipo A a nivel intracelular y sobre indolaminas y catecolaminas, la MAO B sólo desamina catecolaminas) y la COMT o la IOMT (catecol o indol, metil transferasa). Es un mecanismo de **degradación** que da lugar a los metabolitos centrales de ambos neurotransmisores 5HT y NA.

3 Los posibles mecanismos de acción de los antidepresivos

Una vez descritos los eventos que se producen durante la neurotransmisión, no resultará difícil deducir cuáles son los posibles mecanismos antidepresivos. Si en las enfermedades depresivas existe una hipofunción serotoninérgica y nordrenérgica, el objetivo de un fármaco antidepresivo será aumentar la disponibilidad de neurotransmisor a nivel sináptico. Véase a continuación a través de qué acciones puede lograrse este objetivo:

- El aporte de **precursores**. Por ejemplo, el aporte de triptófano como precursor de la 5HT. En teoría, sería una buena opción y, de hecho, existen preparaciones galénicas de hidroxitriptófano; sin embargo, existen muchos problemas en la absorción, el transporte y el paso a través de la barrera hematoencefálica que impiden que sea una opción para considerar.

- La segunda posibilidad sería emplear **análogos** del neurotransmisor, es decir, agonistas directos con la misma actividad intrínseca que las aminas biógenas. Actualmente no están disponibles fármacos utilizables en terapéutica. Un agonista directo de los receptores de la melatonina MT1 y MT2 y análogo de la misma, la agomelatina, ha demostrado eficacia antidepresiva (Kennedy y cols., 2006) y probablemente esté comercializado al publicarse la 2.ª edición de este libro.

- En tercer lugar, es posible **impedir la metabolización** de las aminas neurotransmisoras. Este grupo de fármacos es conocido como inhibidores de la MAO (IMAOs), pues, en efecto, impiden la metabolización del neurotransmisor. Es un mecanismo muy eficaz pero que entraña cierto riesgo, ya que el incremento excesivo de la disponibilidad de 5HT o NA puede implicar efectos adversos graves. Son fármacos en uso, pero que deben reservarse para especialistas con experiencia. En este mismo capítulo se efectúa un breve repaso sobre el tema.

- También es posible **bloquear el receptor presináptico**, es decir, «frenar al frenador» de la liberación de neurotransmisor. Este mecanismo lo poseen algunos antidepresivos, pero constituye el mecanismo principal para dos fármacos: la mianserina y la mirtazapina, cuya acción principal es el bloqueo o antagonización del adrenoceptor α_2, resultando un aumento en la neurotransmisión noradrenérgica. Por otra parte, aunque no existen por el momento fármacos con este mecanismo de acción para el sistema serotoninérgico, es bien conocida la posibilidad de aumentar el efecto de los antidepresivos que actúan a través de esta vía de neurotransmisión y acortar de modo significativo el período de latencia antidepresiva con el empleo de antagonistas de los receptores presinápticos $5HT_{1A}$ como el pindolol (Pérez y cols., 1997).
- Finalmente, describiremos el mecanismo de acción a través del cual actúan la mayoría de antidepresivos: el bloqueo o **antagonización de los transportadores**. En efecto, bloquear el SERT y el NAT implica reducir de manera notable la recaptación y aumentar bruscamente la disponibilidad de neurotransmisor en los receptores postsinápticos correspondientes. Aunque éste es el mecanismo antidepresivo que poseen la mayoría de antidepresivos que se emplean en clínica, el carácter brusco y masivo que implica el aumento de neurotransmisor extracelular estimula los autorreceptores y, en primera instancia, reduce drásticamente la liberación de neurotransmisor. Después, con la subsiguiente regulación a la baja de los autorreceptores (*down-regulation*), la disponibilidad de neurotransmisor aumenta realmente y es posible la respuesta antidepresiva.

3.1   *El concepto de selectividad*

La actividad sináptica de todos los antidepresivos es la misma: antagonizar (bloquear) todas las estructuras proteicas de la sinapsis: transportadores y receptores. La antagonización de los receptores postsinápticos no se ha podido relacionar con la acción antidepresiva y su bloqueo producirá únicamente efectos no deseados. Un **fármaco selectivo es el que actúa con mucha más potencia antagonizando el transportador que los receptores postsinápticos.**

Un antidepresivo será más selectivo cuanto mayor sea la diferencia entre el bloqueo de transportadores y receptores. En la tabla 1 se muestra la afinidad de los antidepresivos selectivos y no selectivos sobre los distintos receptores postsinápticos. Obsérvese la enorme diferencia entre el antidepresivo más selectivo para el SERT, el escitalopram, comparado con cualquier tricíclico. El guarismo es la **constante de afinidad**, es decir, la concentración necesaria de antidepresivo para desplazar un ligando específico del receptor: a menor concentración requerida, mayor potencia antagonizando el receptor.

Se hallan colocados en orden en función de su selectividad; por ello, en primer lugar aparecen los tricíclicos menos selectivos (amitriptilina) y al final los ISR más selectivos y

Fármaco	Afinidad H_1	Afinidad α_1	Afinidad m_1
Amitriptilina	91	3,7	5,5
Imipramina	9	1,1	1,1
Maprotilina	50	1,1	0,18
Clomipramina	3,2	2,6	2,7
Desipramina	0,91	0,77	0,5
Nortriptilina	10	1,7	0,67
Paroxetina	0,0045	0,029	0,93
Sertralina	0,0041	0,27	0,16
Fluoxetina	0,016	0,017	0,05
Fluvoxamina	0,00092	0,013	0,0042
Citalopram	0	0,004	0,0029
Escitalopram	0	0	0,0014
Venlafaxina	0	0	–
Duloxetina	0,003	0,008	0,003

Tabla 1. Constantes de afinidad de los antidepresivos disponibles. Las constantes de afinidad tal como están expresadas en esta tabla significan que cuanto mayor sea esta constante, mayor será también la actividad antagonista del fármaco. Así, la amitriptilina es la que posee menor actividad antihistamínica, antiadrenérgica y antimuscarínica (anticolinérgica) y, por lo tanto, más efectos indeseables.
H_1: receptor histamina 1, α_1: receptor noradrenérgico alfa uno, m_1: receptor colinérgico muscarínico uno.

con menor actividad antagonista receptorial postsináptica.

Como comentábamos en el anterior apartado, los transportadores son estructuras proteicas situadas en la membrana neuronal presináptica, cuya estructura es bien conocida y han sido clonadas e identificadas como idénticas a las existentes en otras ubicaciones como las plaquetas.

Dada su relevancia como estructura diana de la mayoría de antidepresivos, se hipotetiza sobre una probable implicación de la actividad del transportador en la etiopatogenia de la depresión. De hecho, hay suficientes evidencias para constatar que los pacientes con mayor concentración de 5HT intraplaquetar responden peor a ISRS y sería coherente con un transporte o recaptación excesiva (Pérez y cols., 1998). Los estudios genéticos sobre la expresión del gen que codifica esta proteína responderán a esta posibilidad.

3.2 Los efectos adversos

El **perfil de efectos secundarios** de un medicamento antidepresivo depende de sus actividades sinápticas.

- El citado bloqueo del transportador de 5HT o **SERT** puede producir náuseas, diarreas, sudoración e inhibición discreta del impulso sexual. Su supresión brusca produce el denominado «síndrome de discontinuación», caracterizado por intranquilidad, nerviosismo, náuseas, reacción anserina y sensación febril. Excepto la fluoxetina por su prolongada vida media (véase tabla 2), la supresión de todos los fármacos selectivos puede inducirlo; sin embargo, la paroxetina, por su potencia agonista 5HT, y la venlafaxina, por su corta vida media, son los fármacos de este grupo con mayor riesgo de presentarlo. A pesar de ello, un 80 % de pacientes en tratamiento con ISRS no sufren efectos adversos después de las primeras seis semanas de tratamiento. Muy raramente pueden inducir un estado de inquietud conocido como síndrome de irritación serotoninérgica. Se trata de un efecto adverso raro que puede presentarse al mezclar los ISRS con drogas de diseño, cocaína u otras sustancias serotoninérgicas potentes. La aparición de inquietud (de tipo acatísico) con sudoración, fiebre o distonias junto con efectos secundarios más característicos de estos medicamentos debe hacer sospechar al clínico la aparición de este síndrome y remitir al paciente a un hospital general, ya que exige tratamiento sintomático y monitorización.
- Los fármacos selectivos con actividad antagonista sobre el **NAT** como la reboxetina (selectivo para este transportador), la duloxetina (selectivo para ambos transpor-

Fármaco	Absorción	Unión a proteínas	Vida media en horas	Eliminación	Cinética lineal	Metabolitos activos
Fluvoxamina	Buena	77 %	17-20	Renal	Sí	No
Fluoxetina	Buena	95 %	2 días, 9 el metabolito	Renal	No	Sí
Paroxetina	Buena	95 %	20	Renal y hepática	No	No
Sertralina	Lenta, mala con alimentos	99 %	25	Renal y hepática	Sí	Poco activo
Venlafaxina	Buena	27 %	4,9	Renal	?	Sí
Citalopram	Buena	80 %	35	Hepática y renal	Sí	Sí
Escitalopram	Buena	56 %	30	Hepática (más) y renal	Sí	Sí
Reboxetina	Buena	Variable	13	Renal	Sí	No
Duloxetina	Buena	90 %	12,7	Renal	Sí	No

Tabla 2. Características farmacocinéticas de los inhibidores selectivos de la recaptación de aminas (ISR).

tadores) y más débilmente la venlafaxina (algo menos del 20 % de su actividad global), pueden inducir efectos secundarios por exceso de actividad adrenérgica a nivel periférico y central. Los más comunes son ansiedad, sequedad bucal y trastornos del ritmo intestinal. Por el contrario, se ha postulado su acción especialmente beneficiosa sobre la función cognitiva (Kerr y cols., 1996, Raskin y cols., 2007). La acción sobre el sistema cardiovascular es irrelevante a dosis terapéuticas.

Estructura sináptica bloqueada	Consecuencia: efectos secundarios	Fármacos que lo presentan
Bloqueo de receptores postsinápticos		
Colinérgicos (m_1)	Visión borrosa, sequedad bucal, estreñimiento, taquicardia, **disfunción cognitiva.**	Todos los antidepresivos tricíclicos, especialmente AMI. De los ISR sólo PRX
Histaminérgicos (H_1)	**Sedación, potenciación de otros fármacos sedantes**, aumento de apetito y peso.	Todos los antidepresivos tricíclicos. Antagonistas α_2
Adrenérgicos (α_1, β)	Alargamiento QT, interacción antihipertensivos, vértigo, **ortostatismo importante.**	Todos los antidepresivos tricíclicos.
Dopaminérgicos	**Síntomas extrapiramidales (SEP)**, aumento de prolactina, disfunción sexual, anhedonia.	Todos los antidepresivos tricíclicos moderadamente y a dosis altas.
Bloqueo de los transportadores		
DAT	**Activación psicomotora,** síntomas psicóticos (potencialmente)	Bupropion, amineptino. De los ISR débilmente SERT.
NAT	Sequedad bucal, estreñimiento. Visión borrosa **aumenta el efecto aminérgico en hipertensos,** interacción con el efecto antihipertensivo.	Todos los tricíclicos. Selectivos: RBX, en menor grado VLFX y DULX.
SERT	**Náuseas, diarreas, aumento de prolactina**, síndrome de irritación serotoninérgica (muy raro si no se combina con otras sustancias con la misma acción)	Todos los tricíclicos no desmetilados: amitriptilina, imipramina y clomipramina. Todos los ISR.

Tabla 3. Acción farmacodinámica de los antidepresivos y consecuencia clínica que produce en forma de efectos secundarios. ISR: inhibidor selectivo de la recaptación, DAT: transportador de dopamina (dopamine transporter), NAT: transportador de noradrenalina (noradrenaline transporter), SERT: transportador de serotonina (serotonine transporter), AMI: amitriptilina, PRX: paroxetina, RBX: reboxetina, VLFX: venlafaxina, DULX: duloxetina.

- Los tricíclicos, fármacos no selectivos, producen además otros efectos adversos resultado de su actividad **antagonista receptorial postsináptica** en otros sistemas de neurotransmisión: aumento de apetito y peso (histamina), síntomas atropínicos como sequedad bucal, retención de orina, estreñimiento, disfunciones cognitivas (acetilcolina), síntomas extrapiramidales (dopamina) y ortostatismo (adrenalina). Es importante recordar que, adicionalmente a estos efectos no deseados, pueden inducir, igual que los fármacos selectivos, los efectos indeseables secundarios al bloqueo del SERT y el NAT descritos en el anterior apartado. Los efectos adversos debidos a la antagonización de receptores postsinápticos se observan en la tabla 3.

- Los antagonistas de los autorreceptores, concretamente de los adrenoceptores α_2, la mianserina y la mirtazapina, presentan efectos indeseables de tipo adrenérgico y sobre todo la mianserina, efectos postsinápticos secundarios al bloqueo histaminérgico.

En la tabla 3 se muestran las distintas posibles acciones a nivel sináptico y sus consecuencias clínicas en forma de efectos no deseados. En una última columna se observa de qué grupos terapéuticos son características, aunque es bien fácil deducir que cuanto más selectivo sea un fármaco, sus efectos adversos se verán restringidos a esta acción selectiva. *El conocimiento de actividad sináptica de un antidepresivo es esencial para tener una información objetiva sobre su eficiencia, basada en pruebas científicas y alejado de opiniones personales o acciones de marketing.*

Fármaco	5HT	CI_{50} (nM) NA	Selectividad NA/5HT
Reboxetina	1.070	8	0,0074
Venlafaxina	82	2.483	30,2
Duloxetina	0,8	7,5	9,3
Fluoxetina	6,8	370	54
Fluvoxamina	3,8	620	163
Paroxetina	0,29	81	280
Sertralina	0,19	160	840
Citalopram	3,9	6.100	1.564
Escitalopram	2,1	6.100	2.904

Tabla 4. Inhibición de la recaptación de aminas «in vitro» (sinaptosomas de rata) de los antidepresivos selectivos disponibles (Hyttel, 1993; Muth y cols., 1991; Elson y cols., 1990; Wong y cols, 1997; Wong, 1998; Chen y cols., 2005). Los fármacos están ordenados por el grado de selectividad. Cuanto mayor es el cociente NA/5HT, mayor selectividad serotoninérgica, y cuanto más cercano a 1, más dual (como referencia la imipramina posee un cociente de 5). CI_{50}: concentración necesaria para inhibir la captación en un 50 %; cuanto menor sea este dígito, más potente será bloqueando el correspondiente transportador. La reboxetina es el antidepresivo noradrenérgico más selectivo y el escitalopram, el antidepresivo serotoninérgico más selectivo; la duloxetina es la más dual.

En la tabla 4 se muestran los fármacos comercializados como selectivos y la proporción en que bloquean los transportadores de 5HT y NA. Obsérvese que esta proporción sigue un *continuum* y que tipificar los fármacos selectivos en distintas categorías es artificioso e induce a la confusión. En ambos extremos han sido colocados los dos fármacos más selectivos sobre el NAT y el SERT: la reboxetina y el escitalopram, respectivamente.

4 Farmacocinética de los antidepresivos

No es difícil deducir que el médico de familia empleará mayoritariamente o de manera casi exclusiva antidepresivos ISR (inhibidores selectivos de la recaptación) o, en su defecto, antagonistas presinápticos tipo mirtazapina. Por ello, el apartado de farmacocinética está dedicado preferentemente a este grupo de fármacos. Es esencial conocer las características farmacocinéticas más importantes de cada uno de ellos, que pueden afectar su manejo clínico diario o inducir interacciones con otros medicamentos. A efectos didácticos, dividiremos su estudio en las propiedades cinéticas y después, de forma especial, las referentes a la metabolización de estos fármacos.

- En la tabla 2 se observan las características **farmacocinéticas** de los antidepresivos selectivos. Es importante llamar la atención sobre los aspectos relevantes en el manejo de cada uno de ellos. En primer lugar, cabe destacar la **vida media** muy prolongada de la fluoxetina; ello es importante porque después de su supresión pueden persistir efectos 5HT durante casi cinco semanas. Sin embargo, por la misma razón, no puede producir síndrome de discontinuación al descender los niveles plasmáticos lentamente durante casi nueve días, vida media del principal metabolito activo de la fluoxetina (norfluoxetina). Por otra parte, está la vida media reducida de la venlafaxina, que requerirá al menos dos administraciones diarias y aleccionamiento especial al paciente para que no olvide o suprima de un modo brusco la medicación. Este problema se ha corregido en parte con la presentación de liberación retardada.
- En cuanto a la **absorción,** es muy buena en todos ellos a excepción de la sertralina, en la cual se ve dificultada en presencia de alimentos, por lo que es recomendable tomarla antes de las comidas (ello no supone ningún problema de tolerancia). Por otra parte, la sertralina es el ISR que aparece en menor concentración en la leche materna y se considera seguro en la lactancia del neonato.
- El transporte mediante la unión a las proteínas plasmáticas supone una saturación de las mismas con varios de estos fármacos como la fluoxetina, la paroxetina y la sertralina (cercana al 99 %), mientras que es especialmente escasa con la venlafaxina y la reboxetina. Es posible que la máxima ocupación de las proteínas transportadoras pueda desplazar a otros fármacos de las mismas aumentando su fracción libre y, por lo tanto, su actividad. Sin embargo, la interacción con otros medica-

mentos que suponga un incremento de su efecto se debe, en su mayoría, a causas metabólicas hepáticas que se describen un poco más adelante.

- La **eliminación** renal y la existencia de metabolitos activos son aspectos que también hay que tener en cuenta. La eliminación es mayoritariamente hepática en el citalopram y escitalopram, parcialmente hepática en la paroxetina y la sertralina, y exclusivamente renal en el resto. Tienen metabolitos activos la fluoxetina, la venlafaxina y el citalopram, y muy poco activos la sertralina.
- La **cinética** (relación dosis-nivel plasmático) no es lineal para la fluoxetina y la paroxetina. Ello significa que, al incrementar la dosis de fármaco, los niveles plasmáticos no aumentarán proporcionalmente y pueden hacerlo incluso de forma exponencial. Esta particularidad exige mayor control sobre la dosificación y especialmente en cuanto a la aparición o el agravamiento de los efectos adversos relacionados con pequeños cambios de dosificación. La causa de la cinética no lineal está relacionada con la inhibición dosis-dependiente que ejercen estos fármacos sobre su propia metabolización y que se comenta en el apartado siguiente. La cinética tampoco es lineal para la venlafaxina, pero por razones relacionadas con su corta vida media.

Por otra parte, tal y como anticipábamos anteriormente, el aspecto de la farmacocinética más relevante en relación con posibles interacciones y con el manejo del propio fármaco es el relacionado con su metabolización hepática. Los fármacos antidepresivos, al igual que la mayoría de psicofármacos, son liposolubles y requieren ser transformados en hidrosolubles y ser eliminados por vía renal. Esta metabolización se produce en el citocromo hepático P450, las enzimas del cual tienen diversas isoformas que pueden ser inhibidas o inducidas por los ISR. Estas isoenzimas son denominadas por un primer dígito que indica la familia dentro del citocromo P450, una letra que indica el subtipo y un segundo número que nos dice el producto génico específico que representa a esta enzima en el citocromo hepático. Se conocen más de 30 isoenzimas distintas y es probable que se descubran más en los próximos años. Por otro lado, existen polimorfismos genéticos relacionados con el grupo étnico. La isoforma de mayor interés en posicofarmacología es la 2D6, de la cual carece un 5 % de sujetos de raza blanca. Ello implicará una deficiente metabolización de fármacos como la paroxetina o la fluoxetina y unos efectos adversos exagerados.

En la tabla 5 se exponen los citados fármacos, la acción sobre las distintas isoenzimas oxidativas y si su intensidad puede implicar cambios en la metabolización de otros fármacos (Cuenca y cols., 1997). Por ejemplo, la paroxetina es un potente inhibidor de la isoenzima 2D6, la que supone mayor riesgo de interacción, pues a través de esta enzima se oxida un buen número de fármacos. Ello implica que, al aumentar la dosis de paroxetina, el riesgo de inhibir la oxidación hepática a través del hígado es significativo y la cantidad de la paroxetina o de un tricíclico o de un anticoagulante que pueda tomar el paciente será metabolizada en menor medida y sus niveles plasmáticos aumentarán, incrementándose a su vez el riesgo de que se produzcan o agraven los efectos adversos de ambos.

	1A2	2C9/19	2D6	3A4
Grado de afectación				
Alta, posibles interacciones	Fluvoxamina	Fluvoxamina	Paroxetina Fluoxetina	Fluvoxamina Nefazadona Fluoxetina
Moderada o baja, interacción poco probable	ADT terciarios Fluoxetina Paroxetina	Sertralina Fluoxetina	ADT Secundarios	Sertralina ADT
Mínima, irrelevante clínicamente	Venlafaxina Citalopram Escitalopram Reboxetina Mirtazapina Sertralina Nefazadona	Venlafaxina Bupropion Citalopram Reboxetina Mirtazapina Paroxetina	Venlafaxina Bupropion Citalopram Escitalopram Reboxetina Mirtazapina Fluvoxamina Duloxetina	Venlafaxina Bupropion Citalopram Escitalopram Reboxetina Mirtazapina
Substratos o fármacos sobre los que pueden interaccionar				
	Teofilina Cafeína Paracetamol Clozapina Imipramina y ADT	Omeprazol Fenitoina Warfarina AINEs Propanolol Barbitúricos Diacepan	Propanolol ADT ISR Antipsicóticos Opiáceos	Ciclosporina Eritromicina Estrógenos Benzodiacepinas Carbamacepina Lidocaína Cisaprida Paracetamol
Inductores, estimulan la metabolización a través de estos isoenzimas				
	Tabaco Alimentos a la brasa	Barbitúricos Rifampicina		Barbitúricos Carbamacepina Fenitoina rifampicina
Otros inhibidores				
	Cimetidina	Fenitoina Ketaconazol	Cimetidina ADT Antipsicóticos Quinidina	Cimetidina Eritromicina Ketaconazol Estradiol Progestágenos

Tabla 5. Principales isoenzimas que intervienen en la metabolización de psicofármacos y otros substratos sobre los que actúan. Afectación de su actividad oxidativa por parte de los ISR y otros medicamentos (Cuenca y cols., 1997).

La aparición de intranquilidad, distonías, sudoración, etc. en un paciente compensado hasta el momento con paroxetina, implica la posibilidad de una inhibición exagerada de su propia metabolización y un incremento de sus niveles plasmáticos.

El ciprofloxacino es uno de los antimicrobianos más usados actualmente. Destaca por su capacidad de producir interacciones relevantes con antidepresivos. Se trata de un potente inhibidor de la isoforma 1A2 y, en menor grado, de la 3A4. Por tanto, antidepresivos que se metabolizan parcialmente por estas vías como la duloxetina, el escitalopram y la fluvoxamina interaccionarán aumentando sus niveles en plasma e induciendo efectos adversos muy significativos. Es recomendable emplear otro tipo de antibióticos en pacientes tratados con antidepresivos.

5   Otros grupos farmacológicos

5.1   *Inhibidores de la monoaminooxidasa (IMAOs)*

A continuación, efectuamos algunos comentarios acerca del grupo de antidepresivos que actúa inhibiendo la desaminación oxidativa de las aminas biógenas: los inhibidores de la monoaminooxidasa (IMAOs).

Los IMAOs constituyen una familia de fármacos cuyos efectos secundarios, hasta hace poco, limitaban su uso (Pérez y cols., 2000). Los IMAOs cayeron en desgracia hace años porque algunos pacientes experimentaban hepatotoxicidad y crisis hipertensivas después de ingerir sustancias de consumo habitual, como el queso, el chocolate y los plátanos. Tal y como comentábamos, el enzima monoaminooxidasa (MAO), presente en el cuerpo, inactiva la tiramina (precursor de las catecolaminas) que contienen estos productos. La inhibición de esta reacción por parte del fármaco da lugar a niveles elevados de tiramina en sangre, fenómeno que puede desencadenar la liberación de noradrenalina por parte del sistema simpático y causar una vasoconstricción que comporta un aumento de la presión arterial. Por ello, cuando se efectúa un tratamiento con IMAOs, el paciente debe efectuar una dieta pobre en tiramina, que supone evitar los alimentos mencionados y limitar otros como los avinagrados, la caza o los aguacates. Sin embargo, es probable que con evitar el queso, el chocolate y los plátanos sea suficiente, pero no existe información segura al respecto.

De hecho, los muchos interrogantes que presenta este grupo de antidepresivos son el reflejo del poco interés que despiertan en los clínicos y en la industria farmacéutica. Tienen unas indicaciones precisas, aunque se recomienda que sean utilizados sólo por especialistas con experiencia y no emplearlos en asistencia primaria.

Los IMAOs tienen una indicación preferente en determinadas subcategorías de los trastornos afectivos. Así, han demostrado una alta eficacia en casos de depresión atípica, depresión bipolar (subtipo ciclación rápida) y depresiones que no hayan respondido de un modo satisfactorio a otros fármacos antidepresivos en monoterapia o convenientemente potenciados. Existen, además, estudios que demuestran una mayor eficacia de los IMAOs frente al resto de fármacos antidepresivos. Por otra parte, parecen existir unos rasgos clínicos que caracterizan al paciente susceptible de responder satisfactoriamente a los IMAOs: los síntomas fóbicos, ansiosos o histéricos, las molestias somáticas, el cansancio y el sueño excesivos y el aumento del apetito. Algunos de los pacientes con los síntomas más comunes de la depresión pueden asimismo beneficiarse de la terapia con IMAOs, pero resulta difícil predecir quiénes son los más adecuados; en consecuencia, cuando el paciente presenta los síntomas típicos de depresión, muchos médicos reservan los IMAOs como fármaco de segunda o tercera elección.

Por otro lado, las posibilidades de interacción con fármacos que actúen sobre la función neurotransmisora es muy elevada por motivos obvios.

Todo paciente que toma IMAOs debe recibir instrucciones precisas sobre las interacciones farmacológicas de estos fármacos y sobre la dieta que tiene que seguir, que le obligará a limitar en lo posible los alimentos ricos en tiramina. No deben prescribirse estos fármacos a pacientes incapaces de cumplir tales condiciones.

Antes de iniciar todo tratamiento con IMAOs es preciso dejar al enfermo libre de toda medicación que pueda interactuar con estos fármacos (ADT, Buspirona, Opiáceos, etc.) de diez a catorce días. Para la fluoxetina, este período se recomienda ampliarlo a cinco semanas, dada la ya comentada vida media prolongada de este antidepresivo.

De igual forma, al suspender un tratamiento con IMAOs se deben esperar dos semanas para pautar un ADT u otro fármaco que pueda interactuar con los fármacos anteriores, recomendándose también continuar la dieta IMAO durante este período, ya que es el tiempo que necesita la función enzimática para recuperarse.

Actualmente, se estudian nuevos IMAOs que ofrecen un efecto más selectivo que sus predecesores (algunos ya comercializados). Se han identificado dos tipos de enzimas monoaminooxidasa, el tipo A y el tipo B, y fruto de ello es el desarrollo de fármacos que bloquean selectivamente a cada uno de estos enzimas. Además, los llamados inhibidores reversibles de la monoaminooxidasa se asocian a un menor riesgo de padecer efectos secundarios que los IMAOs clásicos, aunque su eficacia con las mismas indicaciones no está suficientemente contrastada en la práctica clínica.

Conclusiones

Los fármacos antidepresivos tricíclicos clásicos e ISRS tienen como mecanismo de acción común el bloqueo del transportador de serotonina (SERT) y de noradrenalina (NAT). El bloqueo de estas estructuras proteicas evita el transporte activo a través de la membrana celular, impidiendo la recaptación de aminas e incrementando la disponibilidad sináptica de ambos neurotransmisores. Otro mecanismo de acción de interés para el médico de familia es el bloqueo de los autorreceptores noradrenérgicos, que implica un aumento en la liberación de neurotransmisor. Éste es el mecanismo a través del cual actúan la mianserina y la mirtazapina.

Los fármacos ISR poseen una significativa mayor potencia sináptica bloqueando los transportadores (SERT y NAT) que los receptores postsinápticos. Los ISR de serotonina más selectivos son el escitalopram, la venlafaxina (parcialmente antagonista del NAT), la duloxetina (potente antagonista también del NAT) y la fluoxetina. Ello les confiere una potencia antidepresiva parecida a la de los fármacos no selectivos, pero un perfil de efectos adversos más favorable al carecer de actividad antagonista postsináptica. Sólo existe un ISR de noradrenalina: la reboxetina. Sin embargo, los tricíclicos que actúan en el NAT son los metabolitos de la imipramina y amitriptilina (desipramina y nortriptilina, respectivamente) y su actividad postsináptica es moderada, mejorando su aceptabilidad respecto a los fármacos «padre».

Los aspectos farmacocinéticos o farmacodinámicos más destacables de los ISR son:

- La mala absorción de la sertralina en presencia de alimentos.
- La prolongada vida media de la fluoxetina de hasta nueve días (el metabolito activo).
- La vida media muy corta de la venlafaxina (menos de cinco horas el fármaco principal).
- La ocupación de proteínas plasmáticas muy elevada de paroxetina, fluoxetina y sertralina.
- La actividad anticolinérgica de la paroxetina significativamente más elevada que el resto de ISR.
- La actividad inhibidora de los isoenzimas hepáticos (citocromo P450) de paroxetina, fluoxetina y fluvoxamina.

En atención primaria, los antidepresivos ISR constituyen la primera elección de tratamiento. El fármaco más adecuado se escogerá en función del perfil del paciente y el de los distintos ISR. Es recomendable restringir al mínimo el empleo de distintos antidepresivos, con objeto de que la experiencia aumente el conocimiento sobre los mismos. Otros grupos como los IMAOs poseen para la medicina de familia un interés académico y toxicológico. El médico de familia constituye el primer eslabón en el tratamiento de la depresión y puede acceder hasta la primera etapa o estrategia de potenciación en caso de depresión resistente (ver capítulo de algoritmos terapéuticos).

En la tabla 6 se muestran todos los fármacos antidepresivos comercializados en España, los sistemas de neurotransmisión sobre los que actúan, su selectividad y el rango de dosis terapéuticas que deben emplearse.

Mecanismo de acción	Fármaco	Selectivo	Dosis (mg/día)
Bloqueo del SERT y del NART	Imipramina (Tofranil)	No	150-300
	Clomipramina (Anafranil)	No	100-250
	Amitriptilina (Tryptizol)	No	75-125
	Venlafaxina (Vandral)	Sí	150-375
	Duloxetina (Cymbalta, Xeristar)	Sí	60-180
Bloqueo del NAT	Nortriptilina (Paxtibi)	No	50-200
	Maprotilina (Ludiomil)	No	75-150
	Lofepramina (Deftan)	No	140-280
	Reboxetina (Irenor)	Sí	6-12
Bloqueo del SERT	Fluvoxamina (Dumirox)	Sí	100-300
	Fluoxetina (Prozac, Reneuron, Adofen)	Sí	20-40
	Paroxetina (Seroxat, Frosinor, Motivan)	Sí	20-40
	Sertralina (Besitran, Aremis)	Sí	50-200
	Escitalopram (Cipralex, Esertia)	Sí	10-30
	Citalopram (Seropram, Prisdal)	Sí	20-60
Bloqueo del DAT	Bupropion	No	150-300
Bloqueo adrenoceptores alfa2 (también heterorreceptores en neuronas 5HT)	Mianserina (Lantanon)	No	30-120
	Mirtazapina (Rexer)	No	30-60
Inhibición de la MAO	Fenelzina (Nardelzine)	No	30-90*
	Tranilcipromina (Parnate)	No	20-50
Inhibición reversible MAO-A	Moclobemida (Manerix)	Sí	300-600

*Tabla 6. Principales fármacos antidepresivos disponibles en el mercado español, nombre comercial y dosis, clasificados según su mecanismo de acción. SERT: transportador de serotonina, NAT: transportador de noradrenalina, DAT: transportador de dopamina, MAO: mono-amino-oxidasa, 5HT: serotonina, Selectivo: fármaco con escasa actividad farmacodinámica sin relación con la eficacia. *No superar 1,2 mg/kg de peso/día.*

Capítulo 7

Uso clínico de los antidepresivos

CRISTÓBAL GASTÓ

Introducción

Los fármacos antidepresivos constituyen la terapéutica básica de cualquier tipo de depresión. Determinados pacientes depresivos requieren otras modalidades de tratamiento, aunque nunca solas, sin un tratamiento farmacológico de mantenimiento. Los antidepresivos supusieron una auténtica revolución en la terapéutica de las enfermedades mentales, junto a los fármacos antipsicóticos. La *iproniazida* (IMAO) y la *imipramina* (tricíclico) fueron, en 1957, los primeros antidepresivos que se ensayaron, y mostraron una eficacia extraordinaria en los pacientes depresivos y en otros pacientes (esquizofrénicos) con síntomas depresivos graves. La tasa global de recuperación de un episodio depresivo tratado con estos fármacos se situó, en los estudios iniciales, en un 70 %. En 1958, en Europa y Estados Unidos (véase la tabla 1), se habían tratado con imipramina cerca de mil enfermos depresivos, que situaron la eficacia de este antidepresivo entre el 50 y el 80 % según los estudios. Cuando los clínicos ensayaron la imipramina en las *depresiones endógenas* (que corresponderían a la depresión mayor melancólica del DSM-IV), la tasa de recuperación se situó en el 80 % de los casos, siendo la recuperación *completa*.

En 1970 apareció el primer compuesto no tricíclico y no IMAO, la *maproptilina*, un tetracíclico sedativo sin los efectos anticolinérgicos potentes de los tricíclicos. La búsqueda de nuevas sustancias con propiedades antidepresivas se aceleró hasta el diseño de los *inhibidores selectivos de la recaptación de serotonina* (ISRS). En 1968 se descubrieron los primeros ISRS, entre ellos la *zimelidina,* que fue ensayada en pacientes depresivos en 1981 y desechada por la inducción del síndrome de Guillen Barré, pre-

1950	Descubrimiento por accidente de los IMAO y tricíclicos. Farmacología sináptica. Hipótesis monoaminérgica.
1970-1980	Optimización de las dosis.
1980-2002	Nuevos antidepresivos. Nuevas hipótesis sobre el mecanismo de acción.

Tabla 1. Desarrollo de los tratamientos antidepresivos.

sumiblemente debido a mecanismos inmunológicos. Los antidepresivos tricíclicos (ADT) mostraron importantes efectos secundarios (especialmente anticolinérgicos) y elevada letalidad por sobredosis. Sus efectos farmacodinámicos son extensos (actúan sobre diversos sistemas de neurotransmisión) y complejos. La búsqueda de nuevos antidepresivos pretendía superar estas dificultades e incrementar la eficacia terapéutica. Con los ISRS y los nuevos antidepresivos se consiguió superar los efectos secundarios de los ADT y, por tanto, disminuir el número de abandonos y los fallecimientos por sobredosis. En cambio, todavía no se ha conseguido superar la eficacia terapéutica de los viejos antidepresivos. En algunas formas de depresión (sobre todo en las depresiones melancólicas graves), la eficacia de los nuevos antidepresivos parece menor que la de los ADT.

Hoy en día, la utilización de fármacos antidepresivos es abrumadora. Prácticamente, no existe ningún trastorno psiquiátrico en el que no se halla estudiado el efecto terapéutico de los antidepresivos. Los criterios generales de elección de un tratamiento antidepresivo, así como el manejo de un paciente a corto y largo plazo, se recogen en la mayoría de guías clínicas estandarizadas, monografías y libros de texto modernos. Existen, no obstante, algunas lagunas en el uso de los fármacos antidepresivos (y también de otras medidas terapéuticas) que expondremos brevemente.

1   Panorama actual

La tabla 2 recoge los tratamientos actuales para la depresión. La OMS estima que la depresión mayor es la cuarta causa mundial de morbilidad y que será la segunda en el año 2020. La literatura en lengua inglesa y no inglesa sobre los viejos y nuevos antidepresivos registra 8.451 artículos acerca de ensayos controlados. Estos estudios se encuentran en más de sesenta revistas especializadas, en la Cochrane Library y en documentos de unas treinta compañías farmacéuticas. Actualmente, hay registrados más de 300 ensayos controla-

• Fármacos.
• Terapia electroconvulsiva.
• Terapia lumínica.
• Estimulación del nervio vago.
• Estimulación magnética transcraneal.
• Terapia cognitiva.
• Terapia interpersonal.
• Ejercicio.

Tabla 2. Tratamientos con acción antidepresiva.

dos con *nuevos antidepresivos*. En la mayoría de estos estudios el tiempo de tratamiento fue de seis a ocho semanas utilizando placebo, imipramina o fluoxetina como antidepresivo de comparación. Respecto a los efectos adversos, de más de 12.000 artículos publicados con antidepresivos, 674 artículos informaron sobre efectos adversos graves.

2   Antidepresivos en las formas de depresión y otras condiciones médicas

2.1   Depresión mayor

Más de ochenta estudios han demostrado que los efectos de los nuevos antidepresivos son superiores a los de placebo en esta categoría. El grado de respuesta se sitúa en un 50 % del fármaco frente a un 32 % de respuesta al placebo en los estudios de metaanálisis. Sorprendentemente, el grado de mejoría obtenido en estos estudios es significativamente menor que el obtenido en los estudios clásicos de los años sesenta y setenta. Este fenómeno tal vez se deba a los criterios empleados en la detección de pacientes. Los estudios que comparan los viejos antidepresivos con los nuevos son escasos, aunque no encuentran diferencias importantes en cuanto a la eficacia de unos y otros. Los nuevos antidepresivos protegen de recaídas a los pacientes que siguen tratamiento superior a seis meses en un 70 % de los casos.

Se posee escasa información de los nuevos antidepresivos sobre diversas cuestiones importantes en el manejo de poblaciones de pacientes distintas a las que cumplen, en un ensayo, el criterio de depresión mayor (combinación con psicoterapia, con ETC, dosis máxima en determinados pacientes, etc.). Si bien los estudios de metaanálisis no permiten considerar diferencias notables de eficacia entre los nuevos y los viejos antidepresivos, algunos estudios de grupos independientes de investigadores detectan diferencias de eficacia en determinados subtipos de depresión, especialmente entre la depresión mayor y la depresión mayor melancólica.

2.2   Depresión melancólica

La mayoría de investigadores coinciden en que la melancolía es una forma de depresión distinta de la depresión mayor, asociada a anomalías biológicas específicas (hipercortisolemia, acortamiento latencia REM, etc.). A diferencia de la depresión mayor, los pacientes melancólicos no responden a psicoterapia cognitiva y su respuesta a placebo es virtualmente nula (< 4 % de los casos). La controversia actual se centra en si los ISRS son tan efectivos como los ADT en esta patología. La mayoría de estudios y revisiones constatan que los ISRS son inferiores (al menos en las dosis usuales) a los ADT en el tratamiento de la depresión melancólica. No obstante, los estudios de metaanálisis no reflejan claras diferencias de eficacia.

2.3 Distimia

Disponemos de muy pocos estudios controlados en la distimia y en otras formas clínicas de depresión. De los existentes se deriva la ausencia de diferencias entre los ISRS, la imipramina, la venlafaxina y el amisulpride (un antipsicótico de nueva generación).

2.4 Antidepresivos en poblaciones especiales

Se han realizado diversos ensayos clínicos en ancianos y en pacientes comórbidos con otras patologías (alcoholismo, síndrome de fatiga, isquemia cardíaca, ACV, fallo renal, etc.). Los resultados son conflictivos e insuficientes para determinar de un modo fiable la eficacia de los nuevos antidepresivos frente a los clásicos. No obstante, aunque la eficacia parece similar, en casos de enfermedad orgánica comórbida se sugiere elegir antidepresivos con escasos efectos inhibidores sobre el sistema enzimático citocromo (citalopram, sertralina, venlafaxina, reboxetina).

2.5 Elección del antidepresivo

Antes de elegir un antidepresivo es preciso considerar diversos factores clínicos (Nielsen *et al.*, 2000). La historia de respuesta positiva previa a un antidepresivo es un indicador muy fiable de elección (Janicak *et al.*, 1997). Inversamente, la no respuesta previa o la historia de importantes efectos adversos previos con un antidepresivo eliminan a éste de la elección terapéutica. Otros factores que deben considerarse son los trastornos médicos comórbidos, la historia familiar de respuesta a los antidepresivos, las interacciones potenciales con otros fármacos, la naturaleza de los síntomas depresivos y las preferencias del paciente (véase la tabla 3).

De las diversas familias de antidepresivos que existen, los clásicos tricíclicos y tetracíclicos han pasado a ser fármacos de segunda elección frente a los ISRS, venlafaxina y nue-

• Historia de respuesta positiva previa.
• Comorbilidad médica.
• Historia familiar de respuesta.
• Interacciones farmacológicas.
• Naturaleza de los síntomas.
• Preferencias del paciente.

Tabla 3. Elección del antidepresivo.

vos antidepresivos. Esta tendencia se sostiene basándose en diversos estudios clínicos controlados que demuestran una eficacia similar de todos los antidepresivos y menor riesgo de efectos adversos leves o graves con los nuevos antidepresivos (Katon *et al.*, 1995; *Evidence Report/Technology Assessment*, 2002). Por fortuna, disponemos de una amplia variedad de antidepresivos que pueden resolver los problemas de tolerabilidad y variabilidad individual de la respuesta terapéutica.

2.6 *Información al paciente antes del tratamiento*

El primer paso consiste en informar al paciente de las características de su trastorno y de la necesidad de seguir un tratamiento con estos fármacos frente a otras posibles opciones terapéuticas. Debe explicársele de forma clara cómo actúan estos fármacos en el organismo, qué grado de mejoría y qué efectos secundarios son los esperados, así como hacerle saber la duración estimada del tratamiento. Debe advertirse que la mejoría relativa se inicia tardíamente a la tercera semana, aunque en ocasiones puede ser más precoz. Es igualmente importante instruir sobre la dosis y los efectos adversos esperados.

2.7 *Dosificación*

La dosificación sugerida de fármacos antidepresivos se recoge en la tabla 6 del capítulo 6. Algunos antidepresivos (venlafaxina) requieren un ajuste de dosis al alza similar a los antidepresivos tricíclicos. En general, el ajuste de dosis debe hacerse lentamente; sin embargo, en la quinta semana de tratamiento el paciente debe tomar la dosis óptima, si el grado de tolerabilidad lo permite. Es importante retener este axioma «empezar con dosis bajas, continuar lentamente, pero no detenerse demasiado pronto» (Nielsen *et al*, 2000). Las dosis por debajo del nivel terapéutico mínimo (10 mg de fluoxetina) pocas veces garantizan una respuesta antidepresiva.

2.8 *Valoración de la respuesta antidepresiva*

Por lo general, seis semanas de tratamiento activo con dosis eficaces son suficientes para valorar el grado de respuesta terapéutica de un episodio depresivo. Pueden darse las siguientes posibilidades:

a) no respuesta o respuesta claramente insuficiente,
b) respuesta moderada o parcial,
c) buena respuesta (o remisión completa de la sintomatología).

2.9 No respuesta

Este efecto es del todo inusual en la práctica clínica. Cuando se detecta, casi siempre se debe a un mal cumplimiento del tratamiento. No debe confundirse la ausencia de respuesta con el abandono del tratamiento por efectos adversos. Determinados pacientes depresivos pueden sentirse más deprimidos los primeros días de tratamiento. Este efecto paradójico se describió en sujetos tratados con antidepresivos tricíclicos de potentes efectos anticolinérgicos (amitriptilina). La ausencia de respuesta puede deberse a otros factores, entre ellos un error en la apreciación diagnóstica. Dado que los síntomas depresivos aislados pueden darse en distintas patologías psiquiátricas y no psiquiátricas, un diagnóstico y un tratamiento apresurados para la depresión pueden confundir al clínico.

2.10 Respuesta parcial

Este fenómeno puede deberse a dos factores. El primero y más frecuente es la subdosificación del antidepresivo; el segundo es la existencia de una minoría de pacientes metabolizadores lentos. Cuando se sospecha de estos fenómenos es aconsejable, antes de cambiar a otro antidepresivo, esperar siete u ocho semanas para valorar entonces la respuesta.

2.11 Valoración de los efectos adversos

La aparición de efectos adversos graves obliga a interrumpir el tratamiento. Usualmente, estos efectos se presentan durante los primeros días o la primera semana de tratamiento. Son poco frecuentes con los nuevos antidepresivos. Los ISRS pueden provocar hiperestimulación del SNC, con la consecuente ansiedad e inquietud motora. Otros efectos adversos de estos fármacos son las náuseas de magnitud variable y la disfunción sexual persistente. Estos efectos secundarios no suelen desaparecer al reducir la dosis del antidepresivo. Si no son graves, se puede mantener el tratamiento, ya que suelen desaparecer lentamente, exceptuando la disfunción sexual. Con excepción de la mirtazapina, los nuevos antidepresivos no inducen sedación importante.

2.12 Interacciones farmacológicas

La mayoría de antidepresivos y antipsicóticos son metabolizados por la familia de isoenzimas CYP2D6. Las isoenzimas CYP (1A2, 2C9, 2C19, 2D6, 2E1, 3A4) son un grupo *hemo* de enzimas localizadas en el retículo endoplasmático de los hepatocitos. El nombre citocromo P450 deriva de la longitud de onda a la luz (450 r) de estas isoenzimas. Su localización es extensa en el hígado, el intestino delgado, los riñones, los pulmones y el cerebro. Todas las medicaciones orales se absorben por el intestino delgado y la actividad de estas enzimas sucede en la pared de éste (*primer paso*). Más del 90 % de las oxidaciones de sustancias en el ser humano las produce el sistema CYP. Este efecto puede producir importantes interacciones farmacológicas en determinados pacientes (orgánicos, depresivos psicóticos, etc.). Las CYP 2C19 y CYP 2D6 presentan una distribución bimodal en la población. Se han identificado, entre otros, dos polimorfismos, los metabolizadores rápidos y lentos. Un 7 % de la población española es metabolizador rápido y un 6 % de caucásicos son metabolizadores lentos para sustratos como la codeína, la nortriptilina y el dextrometorfano. Se han descrito multitud de inhibidores e inductores de este sistema enzimático, entre ellos el zumo de pomelo (*grapefruit juice*). Las repercusiones clínicas de este fenómeno no han sido claramente dilucidadas. En la práctica de la psicofarmacología, no obstante, deben tenerse en cuenta las interacciones de los ISRS (fluoxetina y paroxetina) con los ADT, venlafaxina, antipsicóticos, betabloqueantes narcóticos (codeína) y cimetidina. Las repercusiones clínicas de estas interacciones son muy variables. Se han descrito las más frecuentes (estados confusionales) y las menos frecuentes (ataques cardíacos y fallecimientos).

2.13 Cambio de antidepresivo

Cerca de un 30 % de pacientes depresivos no responden a la primera intención de tratamiento. Los factores de no respuesta son diversos. Algunos estudios constatan que, de los sujetos sin aparente respuesta, un 60 % no ha recibido un tratamiento adecuado. El concepto clínico de *tratamiento adecuado* hace referencia a la dosis de antidepresivo máxima tolerada y al tiempo máximo de exposición (para algunos autores es de ocho semanas, para otros, de 12 semanas). En los pacientes con un primer episodio no asociado a patología orgánica o a graves problemas psicosociales, la no respuesta, en general, suele deberse a la intolerancia de los efectos secundarios. En estos casos, debe elegirse un antidepresivo de una familia distinta a la del primero (ISRS frente a venlafaxina; o ISRS frente a ADT). En la mayoría de casos, el cambio a un nuevo antidepresivo debe llevarse a cabo gradualmente. Algunos antidepresivos ISRS poseen una vida media corta y la retirada brusca puede originar fenómenos de supresión.

2.14 Continuación y mantenimiento del tratamiento

Uno de los aspectos más importantes cuando se tratan pacientes depresivos es evitar recaídas. Los estudios controlados de este problema revelan que la supresión prematura del tratamiento antidepresivo está asociada a un elevado índice de recaídas y posterior refractariedad (Hirschfeld, 1994; Janicak *et al.*, 1997). Los episodios de depresión suelen durar entre tres y ocho meses, y cerca de un 20 % de pacientes sufren síntomas depresivos du-

• 1 episodio, 50 % de riesgo.
• 2 episodios, 70 % de riesgo.
• 3 episodios, 90 % de riesgo.

• Comorbilidad
   – Enfermedades médicas.
   – Abuso de sustancias.
   – Trastornos de personalidad.

Tabla 4. Factores de riesgo de recaídas.

rante dos años. Las recaídas y recurrencias tienden a incrementar la gravedad de la enfermedad con el tiempo. Todo ello sugiere la necesidad de establecer precozmente *un plan de tratamiento profiláctico*. Se considera que después de obtenida la remisión completa de un episodio depresivo debe mantenerse el tratamiento inicial entre seis y nueve meses (preferiblemente doce meses). En el caso de un tercer episodio depresivo, el tratamiento de mantenimiento se considera indefinido, especialmente en los pacientes de más de 50 años. La mitad de pacientes depresivos tienen antecedentes de episodios previos al episodio índice por el que acuden a la consulta. Tan sólo un 39 % de casos de depresión presentan una remisión completa interepisodios. El estudio de comorbilidad *US National Comorbidity Survey* detectó en depresivos de quince a cincuenta y cuatro años un 75 % de casos con más de un episodio previo.

• Información general de la enfermedad.
• Implicaciones de la mediación.
• Educación del paciente y familiares.
• Manejar la desinformación del paciente y de los familiares.

Tabla 5. Estrategias que incrementan la adherencia al tratamiento.

Conclusiones

La utilización de antidepresivos en la práctica médica está determinada por una serie de reglas basadas en un elevado número de estudios controlados y en estudios abiertos paradigmáticos. La mayoría de pacientes depresivos responden a la primera intención de tratamiento. No obstante, el manejo a corto y largo plazo de estos pacientes no se limita a la simple elección de un antidepresivo. En este apartado hemos expuesto las líneas generales que deben tenerse en cuenta en cualquier paciente con independencia del subtipo de depresión que padezca.

Capítulo 8

Utilidad de los algoritmos en la práctica médica

Cristóbal Gastó

Introducción

De las múltiples opciones que se presentan en la práctica de la medicina, el médico debe elegir algunas y rechazar otras. Este proceso, en modo alguno sencillo, se consideraba fruto del conocimiento previo y sobre todo de la experiencia. El acelerado avance de la medicina en los últimos años, especialmente en tecnología y en estudios controlados, ha modificado profundamente el complejo proceso de establecer un diagnóstico y prescribir un tratamiento. Aunque el clásico *peso de la experiencia* ocupa un lugar importante, no es, como llegó a ser, ni el más elevado ni el más fiable. La medicina basada en la evidencia (MBE) ha promovido, en los últimos años, un importante cambio conceptual y de actitud en el abordaje de las enfermedades humanas y de los problemas individuales y sociales derivados de ellas (véase la tabla 1). Los algoritmos de diagnóstico y de tratamiento, al igual que los árboles de decisión basados en métodos estadísticos, derivan de la MBE. Ésta, entre otras cuestiones, plantea la necesidad de decidir según la mejor evidencia disponible. En la medicina actual, los algoritmos y árboles de decisión son tan sólo una abstracción de los múltiples estudios controlados sobre un determinado tema. No obstante, esta abstracción es de enorme utilidad en la toma de decisiones frente a problemas bien definidos. Como Lilford y Royston (1998) sugirieron, esta abstracción es un puente entre el conocimiento y la acción. En modo alguno, los árboles de deci-

I:	evidencia obtenida de revisiones sistemáticas de todos los ensayos controlados y aleatorizados.
II:	evidencia obtenida de como mínimo un ensayo controlado y aleatorizado.
III-1:	evidencia obtenida de ensayos controlados bien diseñados sin aleatorización.
III-2:	evidencia obtenida de estudios analíticos bien diseñados de cohortes de pacientes o casos control preferentemente de más de un centro o de más de un grupo de investigación.
III-3:	evidencia obtenida a partir de múltiples series temporales con o sin intervenciones. Resultados extraordinarios de experimentos no controlados.
IV:	opiniones de autoridades respetadas, basadas en experiencia clínica, estudios descriptivos o sugerencias de comités de expertos.

Tabla 1. Jerarquía de evidencia en la valoración de la efectividad de las intervenciones en problemas de salud.

sión pretenden suplir al conocimiento, menos aún a la experiencia. En efecto, el desconocimiento de un problema y de su solución no puede paliarse con la utilización mecánica de un árbol de decisión. Sin embargo, ignorar un árbol de decisión no incrementa el conocimiento y puede conducir a opciones que se hallen lejos de la mejor experiencia disponible.

1   Tipos de decisiones en la práctica clínica

La mayoría de decisiones que se toman en medicina no implican la simple opción entre A o B, ya que tales opciones pueden tener consecuencias muy distintas, o peor aún, opuestas. Las decisiones sobre cuestiones complejas, como son las enfermedades humanas, y especialmente los trastornos mentales, suelen ajustarse al siguiente formato. En primer lugar, debe establecerse una serie de objetivos de un valor y utilidad conocidos (disminución de la intensidad de los síntomas, etc.). En segundo, hay que identificar las acciones alternativas. Finalmente, es preciso establecer los vínculos entre estas acciones y los resultados. Este análisis de decisiones se expresa usualmente de forma gráfica con un árbol en el que las consecuencias de diversas decisiones se plasman junto con la probabilidad de cada uno de los sucesos. Para la construcción correcta de un árbol de decisión, generalmente se requiere un análisis correcto de probabilidades. Esto no siempre es posible en psiquiatría. En su defecto, se utilizan diagramas con un formato similar a un árbol de decisión, aunque sin la conversión matemática. Esto se debe a que las decisiones no se toman a partir del resultado de una prueba objetiva (la anatomía patológica de un nódulo linfático), sino de un criterio de diagnóstico consensuado (DSM-IV). La distinción entre árbol y diagrama es importante. Los diagramas suelen plasmar elecciones reales que se mantienen por sus antecedentes funcionales, mientras que los árboles son elecciones en función de la probabilidad de que un determinado suceso ocurra. En la tabla 2 se muestran las diferencias entre diagramas, árboles y algoritmos.

Aunque la medicina moderna está incorporando rápidamente este tipo de análisis de decisiones, sobre todo en los grandes hospitales, existen otros tipos de decisiones no basadas en pruebas ni en criterios consensuados. En efecto, todavía la exploración clínica de los pacientes basada en signos y síntomas, en la historia previa (personal y familiar), en la respuesta farmacológica, etc. permite tomar decisiones en gran número de trastornos. La mayoría de estos datos recogidos en la historia clínica convencional facilitan las decisiones en un momento determinado, aunque no permiten predecir futuros sucesos. No obstante, este método clásico, aunque impreciso, es fundamental en el proceso diagnóstico. Todavía en el hospital o en centros de atención médica, realizar un diagnóstico es necesario en multitud de casos. En los últimos diez años, se han multiplicado las críticas a los diagnósticos convencionales sobre todo en medicina primaria, donde la principal preocupación se ha centrado en la atención (cuidado) al usuario (cliente) más que en la búsqueda de factores causales o en los ensayos controlados (Mulr Gray, 2001). Un

Diagramas	Formato similar al de un árbol de decisión sin la conversión matemática. Reflejan elecciones diagnósticas y terapéuticas reales que se mantienen por sus antecedentes funcionales. Representación simbólica con, por ejemplo, rectángulos, círculos, etc. y flechas de flujo.
Árboles	Son la conversión matemática de las probabilidades que se obtienen de una historia particular o del resultado de una prueba. Generalmente, se utiliza el teorema de Bayes, que permite el cálculo de probabilidades condicionales.
Algoritmos	Es un procedimiento computacional cuya aplicación resuelve una determinada clase de problemas.

Tabla 2. Diferencias entre diagramas, árboles de decisión y algoritmos en la práctica médica.

ejemplo clásico es el del anciano fumador de toda la vida, quien puede tener un fallo respiratorio (*end-stage respiratory failure*) o un cáncer de pulmón. Tal vez la distinción diagnóstica no sea crucial para el manejo del paciente (sobre todo a nivel domiciliario o en ingreso sociosanitario), pero el anciano quizá sufra tuberculosis o neumonía y la respuesta al tratamiento puede entonces ser buena. El alcance del diagnóstico depende de muchas circunstancias, pero el manejo de las enfermedades sin un diagnóstico preciso es siempre un riesgo.

Los diagramas de diagnóstico y de tratamiento, especialmente los basados en estudios controlados, representan el armazón de nuestra disciplina a pesar de lo inseguras que sean nuestras definiciones de enfermedad mental. De hecho, los diagramas reflejan el razonamiento que el clínico realiza constantemente frente a sus pacientes. En este sentido, el fundamento de los diagramas y algoritmos es resolver problemas de salud y satisfacer necesidades en un momento determinado. Tales representaciones gráficas están, por tanto, limitadas temporalmente. Su vida es corta si se compara con la información de los libros de texto clásicos o de las monografías médicas sobre determinados temas.

2   Algoritmos en atención primaria

Los médicos de atención primaria se enfrentan a diversos problemas de diagnóstico diferencial y de tratamiento. El primero concierne a la detección de los síndromes comunes y las enfermedades orgánicas de mayor prevalencia en su zona, así como de su manejo. El segundo problema radica en los pacientes que presentan síntomas psicológicos y alteraciones del comportamiento. Numerosos tratamientos fallidos y casos crónicos se deben al fenómeno denominado *comorbilidad,* derivado de ambos grupos de pacientes (Gastó, 2000). Los estudios sistemáticos de este problema indican que el 10 % de las enfermedades orgánicas se inician casi exclusivamente como una aparente enfermedad mental. Por el contrario, en pacientes con problemas psiquiátricos, apenas el 40 % de los casos

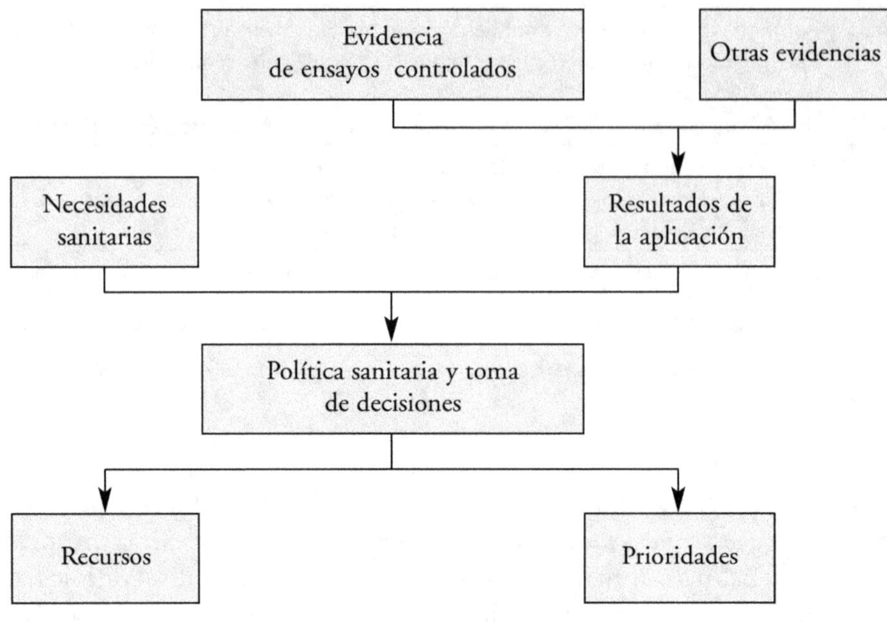

Figura 1.

con enfermedades orgánicas comunes son identificados en una entrevista psiquiátrica o psicológica rutinaria. De hecho, cualquier síntoma mental o complejo de síntomas puede deberse tanto a enfermedades orgánicas obvias como ocultas.

Los algoritmos de síndromes y entidades diagnósticas en atención primaria suelen iniciarse con este problema, así como los pasos necesarios para su solución. El primer paso es detectar las enfermedades orgánicas que se manifiestan de forma repentina (crisis de angustia) o insidiosamente (hipotiroidismo) con síntomas mentales. La proporción de estos casos en la población general es muy variable (4-51 %), dependiendo de los distintos lugares de su detección (domicilio, ambulatorio especializado, etc.) (Goldberg, 1992). Un segundo problema son los pacientes psiquiátricos (agudos o crónicos) con síntomas o quejas físicas. En estos casos, coexisten en un mismo paciente dos o más entidades comunes que deben ser diagnosticadas y tratadas simultáneamente, por lo general durante largos períodos de tiempo. Por lo menos el 50 % de los casos son de esta índole en atención primaria. Los ejemplos típicos son pacientes hipertensos con ansiedad, depresión o insomnio, pacientes que recientemente han sido intervenidos quirúrgicamente, trastornos de adaptación a la enfermedad orgánica diagnosticada o a problemas psicosociales, etc. Un tercer grupo de pacientes muy complejo es el denominado «grupo somatizador». La mayoría de estos enfermos exhiben una amalgama de síntomas mentales (disforia, irritabilidad, ansiedad, etc.) y síntomas físicos (fatiga, dolor, molestias cardiovasculares, gastrointestinales, etc.). Su diagnóstico es complicado y casi imposible de establecer en una primera entrevista. Además, esta población suele consumir una extensa variedad de fármacos durante largos períodos de tiempo que pueden ejercer un efecto atenuador o confundidor de la patología subyacente, sea ésta orgánica o psiquiátrica. Finalmente, el cuarto grupo de pacientes lo constituyen enfermos con trastornos mentales graves (esquizofrenia, depresión melancólica, paranoia, trastorno bipolar, etc.), con riesgo adicional de enfermedades orgánicas. Es de suma importancia conocer la prevalencia de la morbilidad psiquiátrica en la población general, así como los factores que determinan la demanda de atención psiquiátrica y psicológica (véase la tabla 3) (Gastó, 2001).

Los métodos de detección y diagnóstico diferencial de estos distintos grupos de pacientes varían enormemente (Jenkins y cols., 1988). Se han descrito las siguientes «barreras» en atención primaria:

1. Ausencia de una terminología y unos métodos de exploración comunes en psiquiatría y atención primaria.
2. Valoración inapropiada de las distintas patologías. Por ejemplo, la depresión es un síndrome amplio y heterogéneo que está lejos de ser valorado de un modo apropiado. También la ansiedad (crisis de angustia o pánico, ansiedad generalizada, fobia social, agorafobia, etc.) se valora de forma muy distinta en diferentes niveles de atención.
3. Problemas de tipo conceptual, especialmente de las enfermedades psicosomáticas. En la actualidad, este difuso concepto se ha intentado sustituir por otro más operativo: «síntomas médicos no explicables por enfermedades orgánicas».

3   Los síntomas que inician un árbol de decisión

No resulta infrecuente iniciar una toma de decisiones diagnósticas y terapéuticas con un diagnóstico estándar en función de algún criterio oficial. Sin embargo, las enfermedades jamás se inician, y tampoco es frecuente que continúen, según un formato consensuado. Los criterios de diagnóstico en psiquiatría (CIE, DSM-IV) son muy útiles para homogeneizar muestras de pacientes con la finalidad de realizar estudios controlados, pero pueden confundir si se aplican rígidamente cuando estamos frente a un enfermo. La necesidad de evaluar los síntomas precede a la inclusión de un enfermo en un diagnóstico oficial. Por otra parte, los médicos rara vez vemos *nuevos casos* y menos aún los *primeros síntomas* de la enfermedad. En este sentido, la historia médica previa, personal y familiar, es de enorme valor diferencial. Antes del inicio de la valoración de síntomas, algunos principios pueden ayudar al observador a determinar qué síntomas o síndromes subyacen a las molestias o quejas del paciente:

— **Nuevos síntomas.** Frente a pacientes conocidos y tratados por alguna enfermedad común, la aparición de nuevos síntomas que no se han recogido previamente en la historia debe hacer sospechar al clínico de un nuevo trastorno. Diversos fármacos de uso frecuente en medicina inducen síntomas mentales de diversa gravedad y, ocasionalmente, pueden provocar un trastorno mental específico.

- **Más síntomas.** Siguiendo el razonamiento anterior en el caso de pacientes con algún síntoma afectivo (humor, triste) que parezca explicable por acontecimientos traumáticos (duelo, enfermedad grave, etc.), la aparición rápida de más síntomas afectivos (insomnio, dificultad de concentración, ideas persistentes de ruina, etc.) debe alertar sobre una depresión grave (depresión mayor melancólica), con independencia de los factores ambientales asociados.

- **Síntomas conocidos que empeoran.** Con frecuencia, atendemos largo tiempo a pacientes que consideramos estabilizados de sus síntomas con un tratamiento o varios tratamientos. Conocemos bien los síntomas y su patrón corresponde a una patología tipificada (ataques de pánico). Pero aunque el cumplimiento del tratamiento sea correcto, el paciente puede experimentar un empeoramiento, por lo general brusco. Puede ser erróneo considerar que este empeoramiento se deba a factores exclusivamente psicológicos, aun tratándose de un trastorno mental. En efecto, diversas enfermedades orgánicas se manifiestan con los mismos síntomas que las mentales. Por lo tanto, no hay que esperar a que aparezcan nuevos síntomas en un enfermo psiquiátrico para sospechar una enfermedad orgánica encubierta.

- **Duración e intensidad de los síntomas.** Los síntomas afectivos (depresión y ansiedad) son comunes en la población general, pero no siempre traducen una enfermedad mental específica. Se considera arbitrariamente que una semana de duración de síntomas afectivos es suficiente para considerar un diagnóstico de depresión o ansiedad. No obstante, este criterio no permite establecer un diagnóstico sobre el tipo de trastorno que padece la persona. Muchos síntomas afectivos son reactivos a situaciones estresantes, duran más de una semana y suelen remitir, aunque no siempre, al cabo del tiempo.

- **Síntomas persistentes.** La mayoría de enfermedades mentales no son episódicas sino crónicas; ello no significa que sus síntomas persistan indefinidamente. Por fortuna, los tratamientos actuales permiten disminuir la intensidad de la mayoría de síntomas mentales y reducir también su duración aun existiendo un riesgo elevado de recaídas. La persistencia sintomática obedece a múltiples factores (comorbilidad, dosis subterapéutica, escaso reconocimiento del trastorno, problemas psicosociales, etc.).

- **Patrón de síntomas.** Los síntomas que suceden conjuntamente y de forma estable sugieren un *síndrome* originado por una enfermedad bien tipificada. Por ejemplo, episodios de manía y de depresión con intervalos de normalidad inequívocamente se atribuyen a una enfermedad maníaco-depresiva (trastorno bipolar, DSM-IV). Asimismo, ataques paroxísticos de ansiedad recurrentes que generen agorafobia sin evidencia de patología orgánica sugieren un trastorno de ansiedad (crisis de pánico, DSM-IV). Es necesario incluir a los pacientes en curso en un criterio de diagnóstico. Si bien los criterios no recogen toda la complejidad de una enfermedad, permiten no sólo el diálogo racional entre profesionales, sino también el diseño de estrategias terapéuticas y de un pronóstico aproximado.

4 Puntos de decisión y cambio

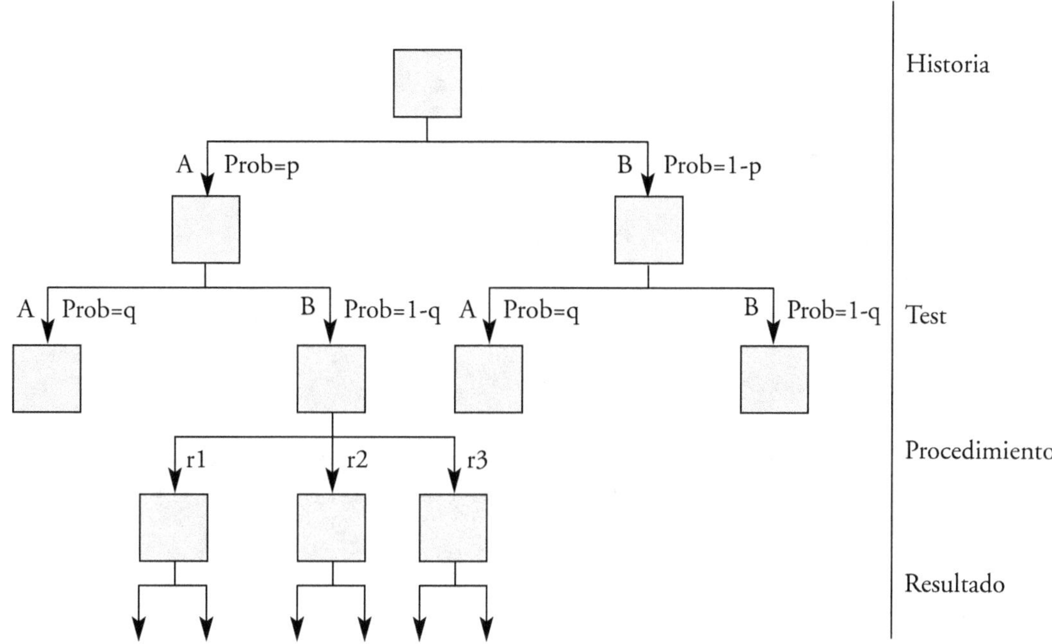

Figura 2. Estructura de un árbol de decisión.

En los árboles de decisión, los puntos o *nudos* del árbol representan elecciones entre diversas posibilidades. Por lo general, gráficamente se representan con rectángulos o rombos que contienen el problema que hay que resolver. Las *ramas* del árbol, que suelen unir distintos puntos, representan opciones alternativas. En psiquiatría, el problema que se debe resolver usualmente es motivado por síntomas conductuales, rara vez por variables numéricas (tumor axilar de 0,75 cm). En la valoración de cualquier paciente con aparentes síntomas mentales topamos, como mínimo, con cuatro *nudos*:

a) nuevas conductas,
b) cambio en el estado emocional,
c) nuevos síntomas físicos, y
d) síntomas que no se resuelven a pesar de un tratamiento adecuado (Andrews, 2001).

Nuevas conductas.
Cambio emocional (hipomanía en el curso de tratamiento antidepresivo).
Nuevos síntomas somáticos.
Nuevos síntomas mentales que no encajan con el diagnóstico previo.
Síntomas que no se resuelven a pesar de un tratamiento aparentemente adecuado.

Tabla 3. Claves que sugieren un diagnóstico diferente o nuevo.

Existen diversas opciones (*ramas*) derivadas de cada uno de estos puntos de decisión. Para alcanzar un diagnóstico aproximado, como mínimo deben contemplarse algunas de las siguientes opciones:

a) información previa de otros centros,
b) entrevista familiar,
c) examen de laboratorio,
d) neuroimagen, y
e) pruebas psicométricas.

Todo ello permite una *formulación preliminar* que debe completarse con *datos definitivos* para elaborar una *hipótesis final* sobre el origen del trastorno.

5   Fuentes de error

Los árboles de decisión intentan reducir la frecuencia de error en la valoración de cualquier trastorno. La ausencia de criterios objetivos en psiquiatría facilita algunos prejuicios y errores del diagnóstico. Algunos de estos errores son los siguientes:

– **Tendencia a centrarse en lo conocido.** Los trastornos mentales han sido, y tal vez continúan siendo, los grandes desconocidos de la medicina. Ello se debe a diversos factores históricos, culturales y políticos más que a la propia naturaleza de los tras-

Excesivo énfasis en la experiencia previa.
Búsqueda de diagnósticos cómodos.
Diagnósticos intuitivos o rutinarios a partir de pocos síntomas (tristeza = depresión).
Excesiva confianza en la estadística (si la depresión es muy frecuente en la población general se incrementa la sospecha de este diagnóstico).

Tabla 4. Fuentes de error en la valoración de síntomas mentales.

tornos. La drástica división entre trastornos orgánicos y trastornos funcionales (o psicológicos) ha contribuido al desconocimiento.

– **Diagnósticos cómodos.** Los diagnósticos sindrómicos son más cómodos (tal vez porque se realicen más rápidamente) que los específicos. Los primeros sólo inician el avance y detenerse en ellos puede suponer un retraso en la valoración de la enfermedad subyacente a los síntomas.

– **Diagnósticos intuitivos.** Los clínicos experimentados suelen tender a realizar diagnósticos rápidos con pocos elementos de juicio. Es probable que tengan más aciertos que errores. No obstante, la validez de un diagnóstico no depende de la sagacidad del clínico, mientras que un diagnóstico erróneo casi siempre deriva de una recogida insuficiente de datos clínicos.

– **Excesiva confianza en la estadística.** Los trastornos más comunes en la población (depresión, ansiedad, etc.) condicionan las rutinas diagnósticas y la prescripción terapéutica (incluida la psicoterapia). La estadística basada en poblaciones no puede aplicarse a pacientes concretos. De hecho, las enfermedades mentales son *infrecuentes* comparadas con la demanda de ayuda por multitud de problemas psicosociales, aunque los síntomas mentales parezcan los mismos.

– **Género, edad, etnia y condición social.** Estos cuatro factores continúan siendo una inagotable fuente de error en la valoración de pacientes psiquiátricos. Los trabajos de investigación de los prejuicios del clínico frente a pacientes femeninos, ancianos, de color y con escasos recursos sociales han sido abundantes en los últimos años (Garb, 2002). Por ejemplo, la exploración de *abuso de alcohol* es mucho menos frecuente en las mujeres que en los hombres. Los ancianos depresivos son apenas reconocidos, mientras que el diagnóstico de psicosis (especialmente de esquizofrenia) es más frecuente en inmigrantes y personas de color (sobre todo en Estados Unidos).

Conclusiones

Las decisiones diagnósticas y terapéuticas en psiquiatría se están adaptando rápidamente al formato operacionalista del resto de la medicina. No obstante, todavía queda un largo trecho por recorrer. La mayoría de decisiones en este campo se establecen en forma de diagramas más que en árboles y algoritmos computerizados. Esto se debe en gran medida a la ausencia de indicadores objetivos independientes del paciente y del observador. Sin embargo, en el campo de la depresión se ha realizado un notable avance especialmente en el manejo de los tratamientos antidepresivos.

Capítulo 9

Algoritmos diagnósticos

Cristóbal Gastó

Introducción

Se han propuesto diversos esquemas para dividir el síndrome depresivo en distintos subgrupos clínicamente válidos. La clásica dicotomía endógeno-neurótica pretendía aislar de forma categórica dos depresiones mutuamente excluyentes de etiología y terapéutica bien diferentes. Esta distinción categorial, aunque fue útil en el período de máxima utilización de antidepresivos tricíclicos, quedó supeditada a las nuevas nomenclaturas, especialmente a la clasificación americana (DSM-III). Por otra parte, no todos los estudios controlados demostraron la distinción categorial *endógeno* vs. *neurótico*. En efecto, los estudios que intentaron averiguar la fiabilidad obtenida con la misma información por dos o más clínicos (*interrater reliability*) o la evaluación del clínico en más de una ocasión (*reliability across time*) demostraron que el término *neurótico* (más que los clásicos síntomas endógenos) ostentaba unos coeficientes de correlación intraclases muy bajos (< 0,40) (Akiskal *et al.*, 1978). Los síntomas endógenos parecen más fiables que los neuróticos, sobre todo aquéllos referidos a síntomas vegetativos (despertar precoz, inhibición motora, variación diurna del humor, etc.). En la actualidad, se acepta la existencia de un grupo de pacientes depresivos endógenos (melancólicos), especialmente grave y homogéneo en cuanto a respuesta terapéutica y evolución. Estos pacientes pueden presentar síntomas psicóticos (delirios y alucinaciones) en algún momento de su evolución. No obstante, esta depresión melancólica se considera un subtipo clínico de la depresión mayor (DSM-IV). Dado que en los sistemas de clasificación actuales se describen diversos subgrupos de depresión, un algoritmo de diagnóstico puede arbitrariamente iniciarse con cualquiera de ellos. Sin embargo, un algoritmo clínico tiene la pretensión de poder detectar, de forma precoz y fiable, grupos de pacientes de *riesgo* (riesgo suicida, necesidad de hospitalización, alto riesgo de recurrencias, etc.).

1 Síntomas melancólicos

Una vez establecido el diagnóstico de depresión (o de síndrome depresivo) (véase la figura 1), es importante diferenciar si el paciente, en su historia previa o en la clínica actual, presenta síntomas característicos de melancolía. Los síntomas clave son:

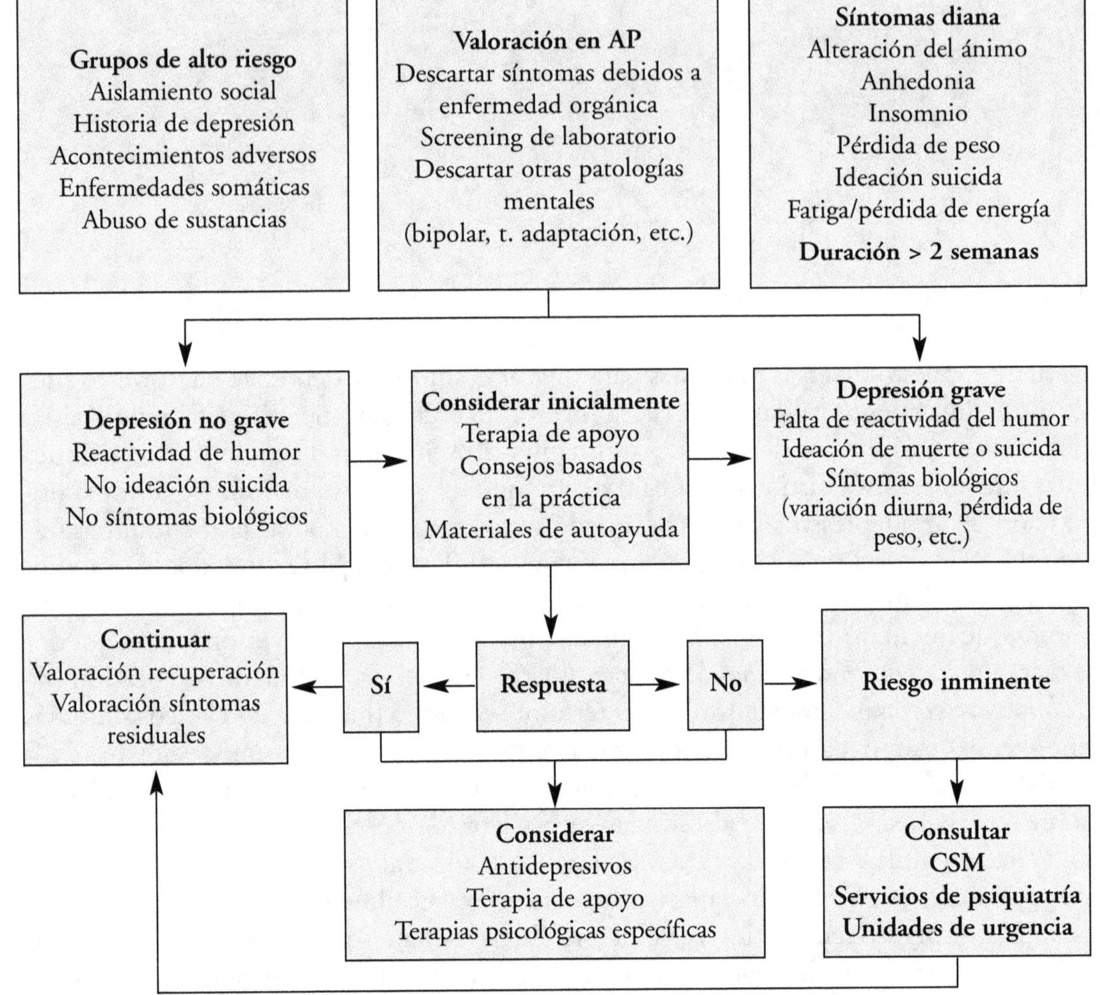

Figura 1. Representación esquemática de un árbol de decisión del síndrome depresivo en atención primaria.

- Inhibición psicomotora o agitación.
- Pérdida completa de interés o placer (anhedonia).
- Falta de reactividad a estímulos.
- Empeoramiento matutino.
- Despertar precoz.

Otro síntoma más difícil de objetivizar es la *cualidad distinta de humor* que hace referencia a la vivencia subjetiva de sufrir un estado de ánimo distinto al de la tristeza normal. Estos síntomas parecen repetirse en cada episodio de una forma bastante estereoti-

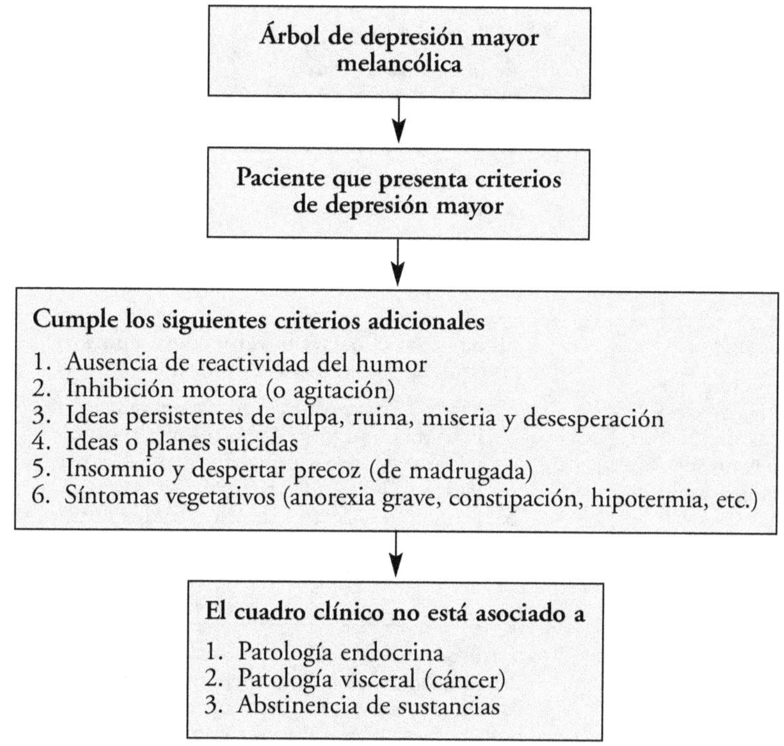

Figura 2. Diagrama de decisión de la Depresión Mayor Melancólica.

pada. Los criterios DSM-IV de depresión mayor no hacen especial referencia a las características biológicas diferenciales entre melancolía y depresión mayor. No obstante, diversos estudios recientes demuestran que las depresiones melancólicas son más graves, menos reactivas a estímulos ambientales y manifiestan síntomas neurovegetativos prominentes, comparadas con otras formas de depresión (De Battista *et al.*, 1999). La figura 3 representa el algoritmo de diagnóstico que tiene como finalidad detectar enfermos melancólicos del *pool* general de pacientes que cumplen criterios DSM-IV de depresión mayor. La detección de estos pacientes es importante en la práctica clínica.

2 Síntomas de distimia

El término *distimia* fue introducido en el vocabulario psiquiátrico moderno por el *Diagnostic and Statistical Manual of Mental Disorders* (DSM), en su tercera edición, como sustitutivo del término clásico *depresión neurótica*. Actualmente, el diagnóstico de distimia se aplica a un grupo muy heterogéneo de pacientes que sufren síntomas afectivos de forma crónica (como mínimo durante dos años) sin una franca mejoría espontánea o in-

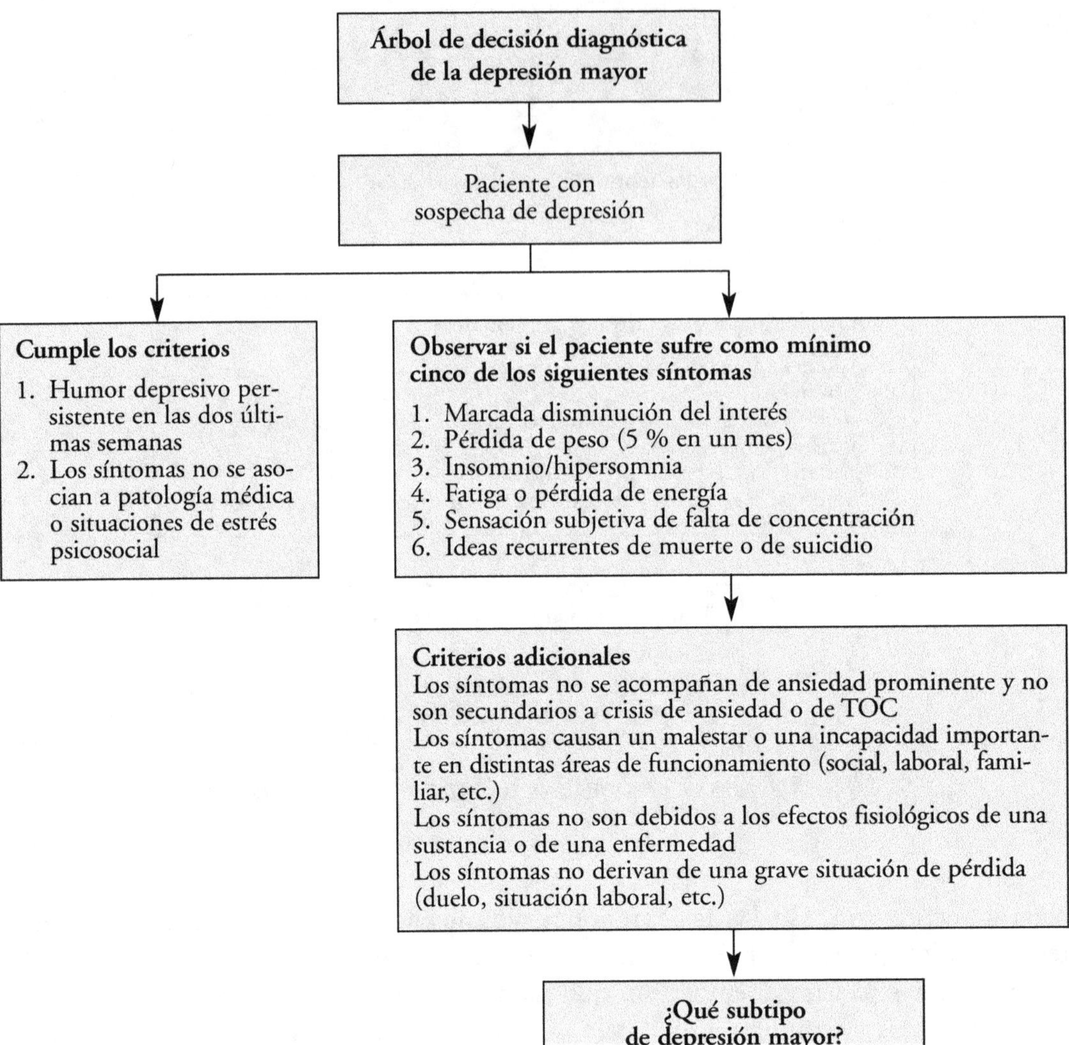

Figura 3. Diagrama de decisión diagnóstica de la depresión mayor.

ducida mediante tratamientos. Debido a esta heterogeneidad, algunos autores propusieron el concepto de trastorno del humor subsindrómico, cuyas características primordiales serían:

— Síntomas depresivos de baja intensidad o no graves.
— Síntomas persistentes con fluctuaciones temporales sin una clara remisión.
— Ausencia de síntomas neurovegetativos.
— Ausencia de síntomas psicóticos (delirios y alucinaciones).
— Ausencia de episodios de hipomanía o manía, espontáneos o inducidos por fármacos.

– Altas puntuaciones en escalas psicométricas en neuroticismo e introversión (véase la figura 2).

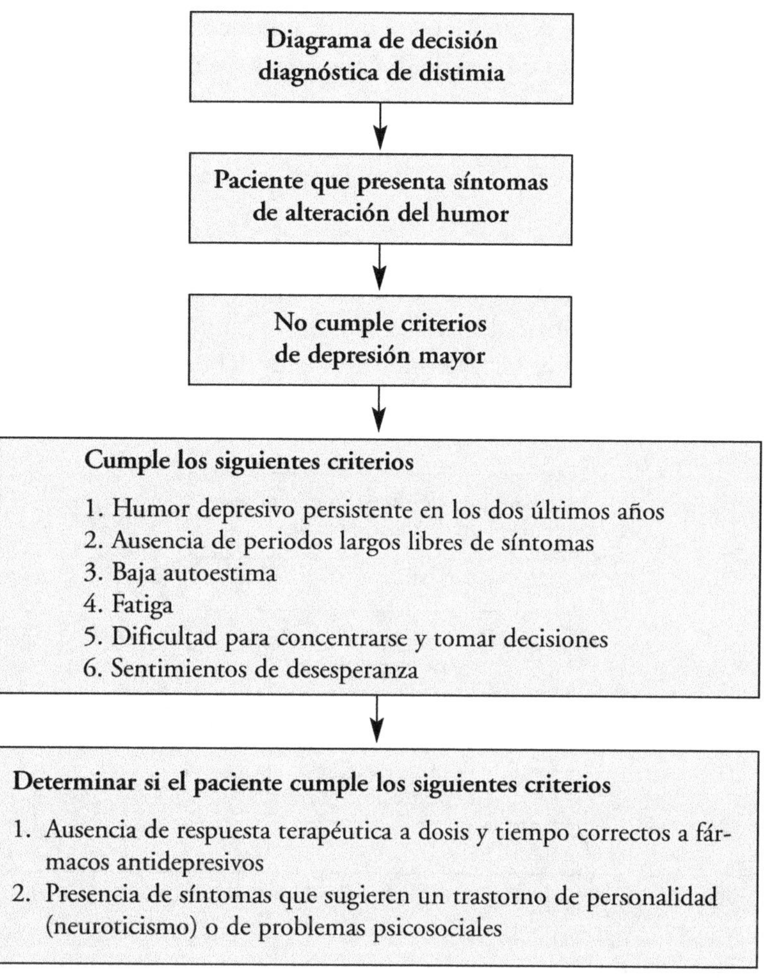

Figura 4. Diagrama de decisión diagnóstica de distimia.

Entre un 20 y un 40 % de pacientes distímicos pueden manifestar un agravamiento de su trastorno y ser erróneamente diagnosticados de depresión mayor. Algunos autores han propuesto el diagnóstico de *depresión doble* (depresión mayor + distimia), que no parece ofrecer ventaja alguna en el tratamiento de estos pacientes. La mayoría de ellos sufren diversos trastornos de personalidad premórbidos y acontecimientos vitales o biográficos asociados a su humor depresivo persistente.

3   Síntomas atípicos

La depresión atípica fue descrita en función de dos criterios básicos: la reactividad del humor y la presencia de síntomas vegetativos inversos a los que usualmente se encuentran en los pacientes depresivos endógenos o melancólicos. Este segundo criterio, más que el primero, orienta fuertemente el diagnóstico. Los síntomas neurovegetativos inversos son:

– Hiperfagia (especialmente deseo por dulces).
– Hipersomnia.
– Fatiga.

Respecto a la reactividad del humor, es un criterio de valor relativo y su exploración no resulta fácil. El humor anormal reactivo a diversas circunstancias biográficas es muy común en la población general (situaciones de duelo, laborales, etc.) y también en po-

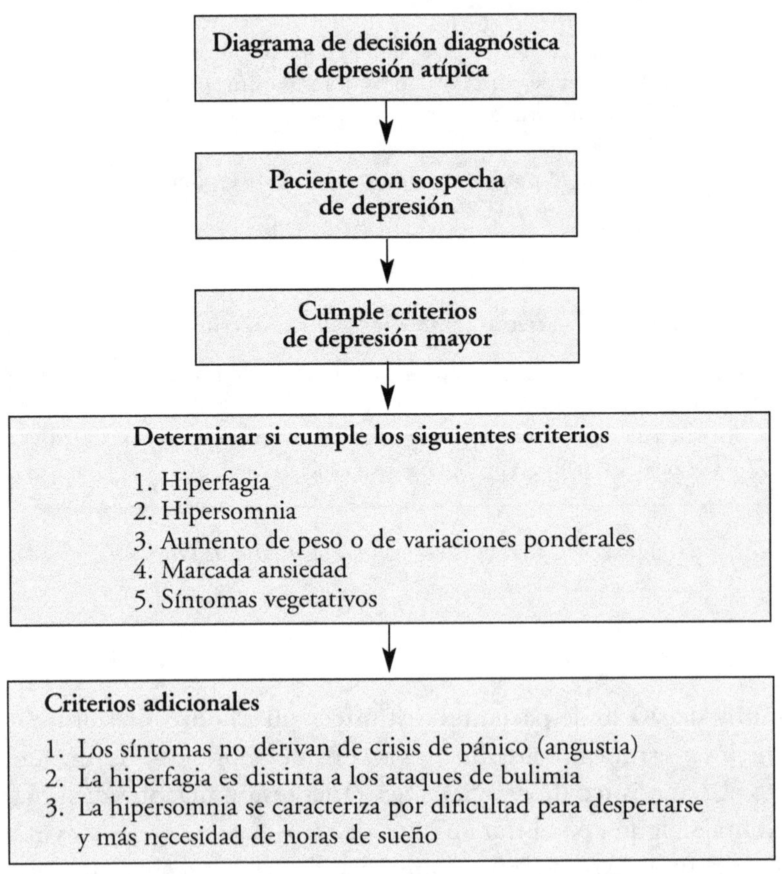

Figura 5. Diagrama de decisión diagnóstica de depresión atípica.

blaciones psiquiátricas (trastornos de la personalidad, etc.). En la depresión atípica, el humor reactivo se caracteriza por:

- Episodios de irritabilidad.
- Intensa ansiedad.

Con frecuencia, a estos pacientes se les diagnostican erróneamente una crisis de ansiedad o ataques de pánico y son tratados con benzodiazepinas de gran potencia (alprazolam), fármacos que no les dispensan un claro beneficio. Los estudios controlados al respecto demostraron que estos pacientes presentaban una respuesta farmacológica específica:

- Alta respuesta a IMAOs (especialmente fenelzina).
- Baja respuesta a ADT.
- Respuesta parcial a ISRS.

La figura 6 plasma el árbol de decisión diagnóstica de depresión atípica.

4 Síntomas psicóticos

Los síntomas psicóticos confieren extrema gravedad a un episodio depresivo. Se considera la depresión psicótica una categoría independiente de depresión con unas características clínicas, biológicas, de respuesta terapéutica y de evolución específicas. Los síntomas psicóticos en los pacientes depresivos son variados y complejos. Usualmente, se distinguen los síntomas psicóticos congruentes con el humor (delirios de culpa y de ruina) de los síntomas incongruentes con el humor (delirios persecutorios). Estos últimos confieren al cuadro clínico mayor gravedad y menor respuesta a tratamientos farmacológicos. Las características generales de la depresión psicótica (véase la figura 6) son las siguientes:

- Trastorno del humor de tipo depresivo asociado a ideas delirantes (y con menor frecuencia alucinaciones).
- Alteraciones del eje hipotálamo-hipofiso-adrenal. (Es muy significativa la no supresión del cortisol por dexametasona (test de supresión con dexametasona).
- Alteraciones estructurales cerebrales (RMN, TAC).
- Escasa respuesta a los antidepresivos.
- Respuesta relativa a la combinación de antidepresivos y antipsicóticos.
- Alta respuesta a TEC.
- Elevado riesgo suicida.
- Necesidad de hospitalización.

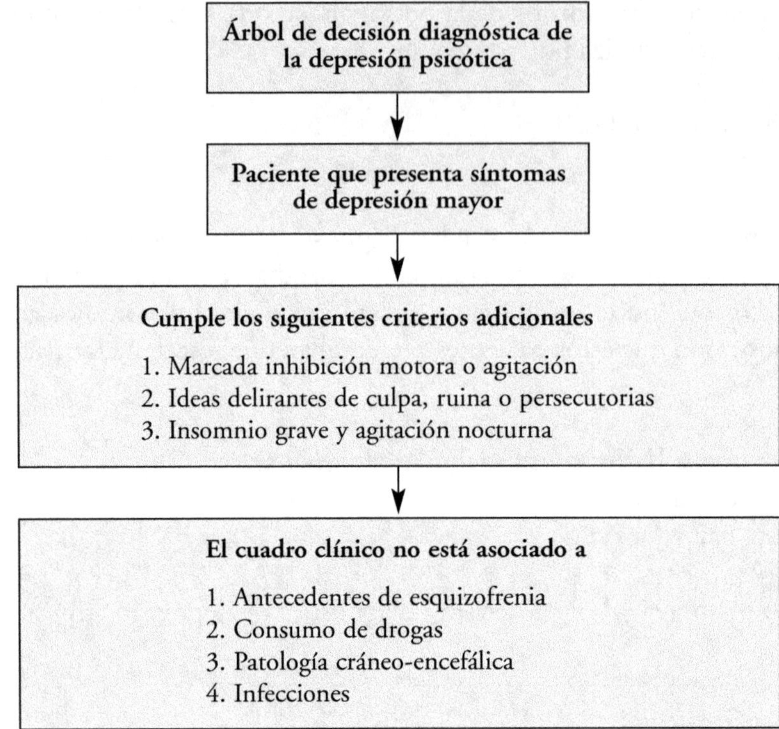

Figura 6. Diagrama de decisión de la depresión mayor psicótica.

La depresión psicótica se asocia a diversas patologías médicas, especialmente a cáncer visceral, trastornos neurológicos (vasculares, degenerativos, etc.) y trastornos endocrinos (Cushing).

5   Síntomas depresivos durante el puerperio

Durante los cuatro meses posteriores al parto, las mujeres manifestan una amplia gama de emociones asociadas a diversos factores biológicos y psicosociales que, en algunas ocasiones, evolucionan a síntomas depresivos. Básicamente se han descrito tres formas de patología del humor que requieren una valoración detallada:

1) el *postpartum blues,* caracterizado por un ánimo triste o disfórico de corta duración (tres-cuatro días);
2) la depresión postparto, caracterizada por un estado depresivo de gravedad variable sin síntomas psicóticos, y
3) la psicosis postparto, cuadro clínico caracterizado por la súbita aparición de delirios, alucinaciones y agitación motriz.

La incidencia estimada de la depresión postparto es del 7 al 14 % en los seis-nueve meses después del parto. Los síntomas de esta patología son similares a los de la depresión melancólica o endógena, aunque su intensidad es enormemente variable. En determinados casos, la aparente escasa gravedad puede inducir errores de valoración. Los factores de riesgo para la depresión postparto deben iniciar un árbol de decisión diagnóstica, ya que son altamente predictivos:

- Historia personal de trastornos afectivos.
- Síntomas clínicamente significativos de ansiedad o depresión durante el embarazo.
- Consumo de sustancias (incluidos psicofármacos) durante el embarazo.
- Historia de trastorno disfórico perimenstrual.
- Acontecimientos estresantes recientes.
- Antecedentes de disfunción endocrina.

Conclusiones

Los diagramas que hemos establecido siguen las directrices generales consensuadas para el diagnóstico de las distintas formas de depresión comunes en la práctica clínica. El término depresión mayor ha generado una fuerte polémica en Europa, ya que pretendía sustituir al clásico término de depresión endógena. En este capítulo, el adjetivo *mayor* se refiere a la certeza por parte del clínico de hallarse frente a un paciente que sufre un síndrome depresivo, con independencia de la gravedad y la supuesta etiología.

Capítulo 10

Algoritmos para el tratamiento de la depresión

Enric Álvarez

Introducción

En este breve capítulo se exponen los algoritmos para el tratamiento de un episodio depresivo. Los algoritmos son árboles de decisión que ayudan al médico a tomar la decisión más correcta ante un problema clínico concreto. Se basan en evidencias científicas publicadas en la literatura médica. El grado de evidencia o prueba científica en la que se basa cada decisión depende de lo alejado que se encuentre el problema o situación clínica de la más basal o estándar; es decir, conforme la situación se va alejando del tratamiento de un primer episodio depresivo o una recurrencia con antecedentes de buena respuesta, menor será el grado de prueba científica en que se basa el algoritmo.

En la tabla 2, por ejemplo, la primera situación es el primer intento adecuado de tratamiento. Para cada fármaco disponible existe, al menos, una docena de estudios controlados de asignación aleatoria, valorados por intención de tratar. En cambio, una de las situaciones finales del algoritmo como la combinación de IMAOs y antidepresivos noradrenérgicos sólo se basa en estudios controlados con poblaciones pequeñas, series abiertas de pacientes resistentes tratados con esta técnica y alguna reunión de expertos. Es importante señalar este aspecto para que el médico que emplea un árbol de decisión conozca el grado de fiabilidad que tiene cada paso: a mayor dificultad de tratamiento, menos seguridad en la efectividad de la técnica. La jerarquía en cuanto al grado de prueba o evidencia que posee una elección terapéutica se muestra en la tabla 1.

Las razones para esta progresiva menor fiabilidad en la evidencia científica están en la gran profusión de ensayos clínicos efectuados o promocionados por la industria con el

• Pruebas de eficacia de, al menos, un estudio controlado de asignación aleatoria.
• Pruebas de eficacia de, al menos, un estudio controlado.
• Pruebas obtenidas de, al menos, otro tipo de diseño casi experimental.
• Pruebas obtenidas de un estudio descriptivo no experimental (comparativo, correlaciones o caso-control)
• Consenso de un comité de expertos.

Tabla 1. Jerarquía de búsqueda de estudios sobre terapéutica.

Intento adecuado de tratamiento (IAT): indicar dosis terapéuticas de un antidepresivo NO IMAO según la tabla 6 del capítulo 6, durante al menos 6 semanas.

→ *respuesta* → Mantener durante nueve-doce meses si es un primer episodio o lo indicado si se trata de una recurrencia: dos-tres años en un 2.º episodio, de forma indefinida si es un 3.er episodio.

↓ *no respuesta*

Alargar el período de espera del primer IAT a ocho semanas, aumentando dosis según tolerancia del paciente. Si es posible, monitorizar niveles en plasma puede optimizarse este paso al máximo. Alcanzar niveles equivalentes a 200 ng/ml de imipramina y desmetil-imipramina.

→ *respuesta* → Mantener durante nueve-doce meses si es un primer episodio o lo indicado si se trata de una recurrencia: dos-tres años en un 2.º episodio, de forma indefinida si es un 3.er episodio. No variar dosis en tratamientos de continuación. Valorarlo en tratamientos profilácticos.

↓ *no respuesta*

Dos opciones recomendables:
1. Si se instauró un fármaco convencional (imipramina, p. ej.), potenciar con litio (400-800 mg/día, litemias < 0,6 mmol/l)
2. Si ha sido indicado un ISRS, puede usarse la misma estrategia de adición con litio o emplear una combinación con un fármaco adrenérgico, p. ej.: maprotilina entre 25-75 mg/día o nortriptilina 50-100 mg/día (en caso de un ISR dual duloxetina o venlafaxina, potenciar con la mitad de dosis).

→ *respuesta* → Mantener durante nueve-doce meses si es un primer episodio o lo indicado si se trata de una recurrencia: dos-tres años en un 2.º episodio, de forma indefinida si es un 3.er episodio. No variar dosis de ambos fármacos en tratamientos de continuación. Valorarlo en tratamientos profilácticos.

↓ *no respuesta*

Si fracasa el primer intento de potenciación o combinación, puede probarse una segunda potenciación si las circunstancias de manejabilidad del paciente lo permiten (riesgo suicida, estado orgánico, etc.):
1. Suprimir litio y añadir T3, previa comprobación de función tiroidea (determinación de TSH), dosificación muy lenta hasta un máximo de 50 mcg/día
2. Si se ha empleado la combinación mencionada, puede ahora potenciarse con litio siguiendo la misma pauta y sin variar los dos antidepresivos.

→ *respuesta* → Mantener durante nueve-doce meses si es un primer episodio o lo indicado si se trata de una recurrencia: dos-tres años en un 2.º episodio, de forma indefinida si es un 3.er episodio. No variar dosis de ambos fármacos en tratamientos de continuación. Valorarlo en tratamientos profilácticos.

no respuesta

No respuesta terapéutica: estrategia de cambio a IMAOs después de lavado de una/dos semanas (cinco para fluoxetina). Fenelzina dosis entre 30 y 60 mg/día (1,2 mg/kg de peso/día, máximo), observando dieta pobre en aminoácidos precursores de aminas.

respuesta → Mantener durante nueve-doce meses si es un primer episodio o lo indicado si se trata de una recurrencia: dos-tres años en un segundo episodio, de forma indefinida si es un tercer episodio. No variar dosis en tratamientos de continuación. Valorarlo en tratamientos profilácticos.

no respuesta

Potenciación con antidepresivos tricíclicos o tetracíclicos de acción adrenérgica: nortriptilina 25-75 mg/día, maprotilina 25-50 mg/día. Monitorizar cuidadosamente la tensión arterial (a diario durante la instauración del tratamiento). Si no se cuenta con los medios adecuados, puede intentarse potenciación con hidroxitriptófano, 100-400 mg/día y litio 400-800 mg/día.

respuesta → Mantener durante nueve-doce meses si es un primer episodio o lo indicado si se trata de una recurrencia: dos-tres años en un segundo episodio, de forma indefinida si es un tercer episodio. No variar dosis de ambos fármacos en tratamientos de continuación. Valorarlo en tratamientos profilácticos.

no respuesta

ELECTROCONVULSOTERAPIA

Debe recurrirse a esta técnica en cualquier momento de la evolución del paciente que, por su grado de deterioro físico, riesgo de suicidio, antecedentes de refractariedad o petición propia, lo requiera.

Notas:

1. Los tiempos de espera de respuesta terapéutica en las potenciaciones serán al menos de dos semanas y no superiores a cuatro. En la adición de litio, la espera debe de ser de cuatro semanas si el estado del paciente lo permite.
2. El tratamiento indefinido después de un tercer episodio se basa en el riesgo de recurrencia, que supera el 90 %, y el riesgo de autolisis, que es el mismo en cada episodio.
3. Después de un primer episodio se recomienda, por tradición y duración teórica del mismo, mantener la medicación seis meses. Sin embargo, aconsejamos alargarlo al menos a nueve meses, ya que la prolongación del tratamiento de continuación asegura cubrir la duración completa del episodio.

Tabla 2. Algoritmo terapéutico para el tratamiento farmacológico de un episodio depresivo y depresivo resistente.

objetivo de registrar un fármaco con una determinada indicación. La mayoría de estos estudios se efectúan en pacientes que presentan síntomas agudos y de ocho semanas de duración. Muy raramente interesa a las compañías farmacéuticas estudiar la población de pacientes que no responden a un primer intento adecuado de tratamiento (IAT). La iniciativa de los investigadores de promover estudios y buscar financiación para ello es la única posibilidad de responder adecuadamente a situaciones clínicas distintas del tratamiento con monoterapia de una nueva recurrencia o un primer episodio.

En los árboles de decisión de este capítulo se muestran las líneas de razonamiento completas. Sin embargo, tal como comentábamos, a medida que el paciente presenta una peor respuesta, el grado de refractariedad es mayor y las evidencias científicas en las que basar nuestras decisiones son de menor nivel. No es conveniente que el médico no especialista se aventure a emplear técnicas de mayor riesgo.

La valoración del riesgo-beneficio que supone el empleo de técnicas más arriesgadas en pacientes en los que también debe valorarse la posibilidad de autolisis o de riesgo vital (en pacientes inhibidos o con extrema anorexia), requiere de la experiencia diaria y del conocimiento directo de la información disponible que apoya la decisión terapéutica.

Como regla general, el médico de familia debe poder atender los dos primeros pasos terapéuticos. Si el paciente sigue sin mejorar o el riesgo vital o autolítico es elevado, estará indicada la derivación al especialista correspondiente. Los algoritmos completos son de especial utilidad para los médicos de atención primaria que tienen dificultades para derivar pacientes a especialistas en psiquiatría, ya sea por razones geográficas o de cualificación técnica de los mismos.

1 Primer algoritmo

El primer algoritmo se muestra en la tabla 2. Se trata del árbol de decisión principal y se inicia con el primer IAT, es decir, con un fármaco demostradamente eficaz en el tratamiento de la depresión a dosis terapéuticas y en un paciente correctamente diagnosticado. La flecha horizontal señala la conducta que hay que seguir en caso de mejoría suficiente (remisión clínica). La flecha dirigida hacia abajo indica la conducta que se debe seguir en caso de ausencia o insuficiente respuesta terapéutica. En cada paso terapéutico el procedimiento es el mismo.

La utilidad es evidente en cuanto a que quedan cubiertas todas las posibilidades que se pueden seguir.

2 Segundo algoritmo

El segundo algoritmo, que se muestra en la tabla 3, describe el tratamiento desde el punto de vista del mecanismo de acción de los fármacos empleados. Su utilidad es fomentar el sentido común en las combinaciones de fármacos, basándose en el conocimiento de cómo actúan. Los principios también son sencillos:

- La potenciación de la misma vía neurotransmisora sobre la que actúa el fármaco con el que se trata al paciente, se efectuará siempre con otro que posea un mecanismo de acción distinto. Por ejemplo, la potenciación serotoninérgica de un ISRS, cuya acción farmacodinámica principal es bloquear el transportador de serotonina (SERT), se puede efectuar con litio, cuya acción serotoninérgica se produce al aumentar la síntesis de este neurotransmisor. No tendría ningún sentido combinar un ISRS con un tricíclico básicamente serotoninérgico como la clomipramina. Esta combinación, aunque bastante extendida, no sólo no aporta nada al incremento de la dosis, sino que aumenta el riesgo de aparición de un síndrome de irritación serotoninérgica.
- La potenciación de la otra vía neurotransmisora implicada en la etiopatogenia de la depresión, puede efectuarse con un medicamento que actúe a través del mismo mecanismo de acción, ya que su efecto será complementario y no sumatorio. La

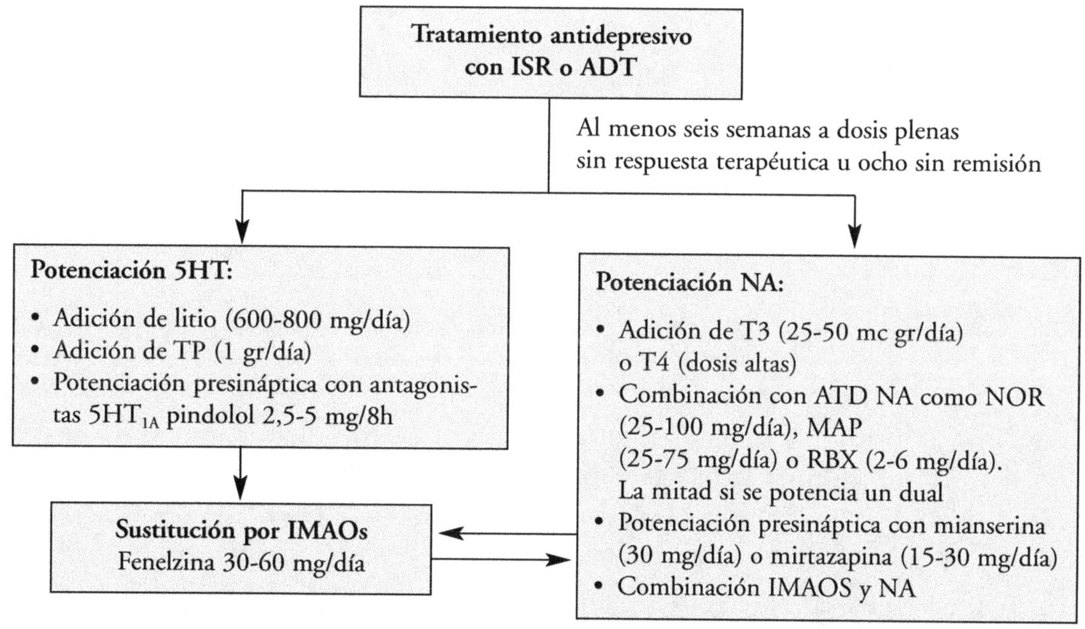

Tabla 3. Algoritmo del tratamiento del episodio depresivo resistente según el mecanismo de acción de la estrategia terapéutica empleada. ISRS: inhibidores selectivos de la recaptación de serotonina, ADT: antidepresivos tricíclicos, ATD: antidepresivos, MAP: maprotilina, RBX: reboxetina, NOR: nortriptilina, TP: triptófano IMAOs: inhibidores de la MAO, NA: noradrenérgico, 5HT: serotonina, 5HT₁ₐ: receptores serotoninérgicos 1A, T3: triiodotironina, T4: tetraiodotironina.

potenciación adrenérgica de un ISRS puede efectuarse con nortriptilina, maprotilina o reboxetina, cuyo mecanismo de acción es el bloqueo del transportador de noradrenalina (NAT). En el caso de potenciar un fármaco con actividad selectiva dual, es decir, sobre el SERT y el NAT (doluxetina o venlafaxina), puede potenciarse también con un noradrenérgico, pero a dosis menores, aproximadamente la mitad.

Conclusiones

Los algoritmos terapéuticos como continuación de los diagnósticos constituyen un documento de utilidad para el clínico. Evitan el empleo intuitivo de los fármacos y ayudan a tomar decisiones basadas lo más cercanamente posible en las evidencias o pruebas científicas. Los árboles de decisión permiten tratar pacientes afectos de depresión con una experiencia previa mínima. La lectura de literatura científica sobre el tema ayudará a matizar e identificar cada situación clínica con mayor seguridad.

Capítulo 11

La depresión y el empleo de antidepresivos en la edad avanzada

Enric Álvarez

Introducción

La inversión de la pirámide poblacional es un hecho. Hace veinte años, el ingreso de un paciente de más de setenta años en una unidad para pacientes psiquiátricos agudos era insólito. Actualmente, el 30 % de los ingresados en unidades de estas características superan esta edad. Se trata de pacientes de edad avanzada que presentan una recurrencia de su trastorno depresivo o incluso un primer episodio. No son enfermos crónicos sino agudos, pero mayores. Es un fenómeno sin precedentes que creemos merece un tratamiento especial. La capacidad de reserva del organismo, las enfermedades y los tratamientos concomitantes, así como los cambios fisiológicos en la forma en que el cuerpo de una persona mayor trata los medicamentos (cambios farmacocinéticos), exigen reconsideraciones globales.

El presente capítulo está concebido para poder consultarlo independientemente del resto del libro, si así se prefiere. Sólo las referencias a las tablas ya presentadas en otros capítulos obligarán, de vez en cuando, a consultar otras secciones de este volumen.

A cualquier edad, la expresividad sintomatológica de una enfermedad representa un balance entre la gravedad de los síntomas y los mecanismos compensatorios que impiden su expresión. Por ejemplo, el inicio de un hipertiroidismo en una persona joven dará lugar a síntomas característicos de esta enfermedad, pero su capacidad de reserva funcional compensará el esfuerzo al que es sometido su aparato circulatorio, impidiendo su expresión sintomatológica. En un anciano, esta capacidad de reserva se encuentra muy reducida debido al proceso de pérdida fisiológica que supone el envejecimiento, y el inicio del hipertiroidismo puede desencadenar un primer episodio de insuficiencia cardíaca (Resnick & Marcantonio, 1997).

Del mismo modo, cuando una persona de edad avanzada sufre un episodio depresivo mayor, la sintomatología de éste experimenta variaciones importantes, al igual que los efectos adversos de un hipotético tratamiento antidepresivo. Un anciano, como parte normal de su proceso de envejecimiento, experimenta una mayor tendencia a cansarse con el esfuerzo físico, a quejarse de dificultades cognitivas básicamente de memoria reciente, a sufrir molestias físicas leves como la distensión abdominal después de comer y otras relacionadas con procesos frecuentes a esta edad, por ejemplo, un poco de artrosis.

Un episodio depresivo se caracteriza por una baja resistencia al dolor y al estrés, alteraciones en los ciclos circadianos, pérdida de rendimiento, fatigabilidad y dificultad para sentir sensaciones placenteras.

Aparte de los contenidos ideativos de la depresión, es obvio que el anciano tiene mermadas sus reservas para compensar la clínica depresiva, al menos en parte o al inicio del proceso, como lo haría un adulto más joven.

La expresión sintomatológica resultante será más grave y cualitativamente distinta. Se caracterizará por una escasa resistencia a las molestias físicas y a la fatiga, una profunda alteración de la arquitectura del sueño y otros ciclos circadianos y una suma, en lugar de una compensación, de su senilidad con los síntomas depresivos.

1   La elección de un antidepresivo en el anciano

Es importante y necesario tener en cuenta las características de la senilidad al escoger el fármaco adecuado para un anciano. En la tabla 1 de este capítulo, se muestran los criterios generales para llevar a cabo esta selección.

Si un paciente anciano sufre un trastorno bipolar, implicará el uso coadyuvante o posterior de eutimizantes como el litio, la carbamazepina, el ácido valproico o la lamotrigina. En situaciones de compromiso vital, como en estados de estupor o ante la negativa a comer o hidratarse adecuadamente, la electroterapia (ECT) constituye la opción más indicada, reduciéndose sensiblemente el margen de espera para la respuesta farmacológica. Además, siempre hay que tener en cuenta el perfil sintomatológico del cuadro a fin de que las características del antidepresivo y la expresión clínica de la depresión del paciente sean lo más compatibles posible (Tourigny-Rivard, 1997).

Variable	Implicación clínica
Subtipo de depresión	Depresión unipolar, bipolar (uso de eutimizantes), psicótica (combinación con antipsicóticos o electroconvulsoterapia [ECT])
Urgencia	El riesgo elevado de suicidio, la depresión psicótica, el estupor melancólico o la negativa a comer o beber, pueden suponer situaciones de emergencia vital. Indicación de ECT como primera opción.
Perfil de síntomas	Elegir un fármaco que mejore sobre todo los síntomas más graves y no los empeore con un efecto indeseable. Pueden aprovecharse algunos efectos adversos como terapéuticos.
Factores farmacológicos	
Farmacocinéticos	Vida media, transporte plasmático, metabolización.
Farmacodinámicos	Actividad antagonista postsináptica (por ejemplo, antimuscarínica); bloqueo de los transportadores (SERT y NAT)

Tabla 1. Variables que deben influir al escoger el antidepresivo adecuado en un paciente anciano.

Sin embargo, los factores prioritarios respecto a la elección del medicamento son los famacológicos. Así pues, nos centraremos en ellos a continuación.

Cuando se escoge un antidepresivo es vital que sus efectos indeseables no se sumen a los efectos naturales de la vejez o a los síntomas de enfermedades que aparecen en esta etapa de la vida. Del mismo modo, el clínico debe conocer las características farmacocinéticas del ATD, para evitar al máximo posibles interacciones en la metabolización de otros medicamentos o en su absorción, transporte o eliminación. Es evidente que el uso de antidepresivos con actividad anticolinérgica, como los clásicos antidepresivos tricíclicos (ADT), puede empeorar la ya de por sí alterada memoria del anciano.

La situación puede ser dramática si, además, sufre algún proceso que suponga un deterioro cognitivo como una enfermedad de Alzheimer o cualquier otro síndrome demencial.

2   Factores farmacodinámicos al elegir un antidepresivo en el anciano

La mayoría de fármacos antidepresivos poseen como actividad farmacodinámica característica el bloqueo o antagonización de diversas estructuras sinápticas: receptores pre y más frecuentemente postsinápticos y las proteínas transportadoras de aminas, de 5HT (SERT) y noradrenalina (NAT), cuya función es producir la recaptación, mecanismo de «limpieza» rápida de la sinapsis (Barker & Blakely, 1995). La antagonización de estas últimas supone la inhibición de la recaptación de aminas y el incremento de su concentración sináptica. Por lo tanto, implica, al menos a medio plazo, el aumento de la actividad aminérgica relacionándose supuestamente con los cambios postsinápticos que implican su actividad antidepresiva. La antagonización de los receptores en la sinapsis no supone, en general, ningún efecto terapéutico, sino la inducción de efectos indeseables.

Existen sólo dos excepciones:

1. El bloqueo de los autorreceptores α_2, que implica una inhibición del *feed back* negativo de la sinapsis y un incremento de la actividad de la noradrenalina (NA) y la serotonina (5HT) a través de los heterorreceptores. La mianserina y la más recientemente introducida mirtazapina poseen este mecanismo de acción. Esta última es particularmente potente sobre los heterorreceptores en las sinapsis 5HT.
2. La antagonización de los receptores serotoninérgicos $5HT_2$ postsinápticos supone evitar la inhibición del impulso sexual, pero no se relaciona con la regulación del estado de ánimo. La nefazadona posee esta actividad farmacodinámica, además de bloquear muy débilmente el SERT.

Como se observa en las tablas 1 y 4 del capítulo 6 («Antidepresivos y el concepto de selectividad antidepresiva»), los fármacos modernos denominados «selectivos», como los inhibidores selectivos de la recaptación de serotonina (ISRS), apenas poseen actividad antagonista postsináptica y, en cambio, son muy potentes bloqueando el SERT (como todos los ISRS) y el NAT (como la venlafaxina y la reboxetina). La consecuencia de ello es el incremento de la actividad sináptica con una muy débil o inexistente antagonización postsináptica y, por lo tanto, con unos efectos adversos mínimos. En la tabla 6 del mismo capítulo se muestra la mayoría de los fármacos introducidos en el mercado español, su dosis diaria, actividad farmacodinámica y selectividad.

Los antidepresivos tricíclicos, por contra, poseen una actividad antagonista postsináptica importante. Efectos adversos como el deterioro cognitivo, poco evidente en una persona joven, pueden producir efectos devastadores en el anciano (Oxman, 1996). Dichos efectos incluyen desde el agravamiento de los trastornos de la memoria reciente hasta el síndrome confusional y el delírium. No resulta insólito el diagnóstico de enfermedad de Alzheimer en un paciente que toma tricíclicos y en el que desaparecen los supuestos síntomas de demencia al suprimirse éstos. De hecho, el 14 % de los pacientes ancianos que toman tricíclicos sufren trastornos cognitivos graves, tipo delírium, con dosis medias de 125 mg/día de imipramina o equivalente (Davies y cols., 1971).

Es importante tener en cuenta que los modernos ISRS han demostrado una eficacia similar a los tricíclicos en el tratamiento de la depresión en personas de edad avanzada. Por ejemplo, en un estudio controlado en el que se comparó la eficacia de la sertralina (50-150 mg/día) frente a la nortriptilina (25-100 mg/día), se evidenció una significativa mayor eficacia a favor de la sertralina (Finkel y cols., 1999).

Por otra parte, el citalopram resultó tan eficaz (20-40 mg/día) como la amitriptilina (100 mg/día) y ofreció un perfil de tolerancia mucho mejor, lo cual lo hace especialmente útil en asistencia primaria (Kyle y cols., 1998).

En la tabla 3 del capítulo 6, se muestran los efectos secundarios como consecuencia del bloqueo de receptores y transportadores sinápticos. En negrita se resaltan los que pueden presentarse específicamente en el anciano o que revisten especial gravedad en éste. En la tabla 1 del mismo capítulo, también se observan las afinidades de los fármacos antidepresivos por los distintos receptores postsinápticos con mayor relevancia en la producción de efectos indeseables (Richelson, 1996). Esta tabla completa la información para que el clínico, tomando en cuenta las bases comentadas, pueda escoger un fármaco con el perfil farmacodinámico adecuado a la situación particular de cada paciente anciano que sufre una depresión.

3   Factores farmacocinéticos en la elección de un antidepresivo en el anciano

La mayoría de los factores farmacocinéticos pueden presentar variaciones con respecto a la edad directa o indirectamente, y algunos factores pueden ser clínicamente relevantes.

La disminución de la acidez gástrica, por ejemplo, puede reducir la absorción de fármacos. Asimismo, el volumen de distribución (VD) varía ampliamente según el incremento en la proporción de grasa en el organismo, circunstancia muy frecuente en las personas mayores. De la misma manera, el flujo renal y el hepático relacionados con la degradación y eliminación de fármacos con frecuencia está disminuido en ancianos. Estos factores influyen en los niveles plasmáticos de los ATD, aumentando el riesgo de efectos adversos (Shulman & Ozdemir, 1997).

Otros aspectos farmacocinéticos de interés son la vida media (VM) y la unión a proteínas plasmáticas. En general, es recomendable que la vida media sea «razonable», que se sitúe por debajo de las cuarenta horas. Una VM exageradamente larga no constituye una contraindicación; sin embargo, en caso de producirse una interacción medicamentosa o una suma de efectos adversos y de la propia patología que sufre el paciente, la retirada del fármaco no podrá efectuarse con la suficiente celeridad. La unión a proteínas plasmáticas es recomendable que se sitúe por debajo del 90 %, por el posible riesgo de desplazamiento de las mismas en otros medicamentos con un margen terapéutico estrecho.

Sin embargo, el factor farmacocinético más importante que debemos considerar es la metabolización de los fármacos por el citocromo hepático. El carácter lipofílico de todos los psicofármacos es imprescindible para que puedan acceder al cerebro; no obstante, ello dificulta su eliminación por la facilidad de reabsorción renal y la difusión a todos los tejidos del organismo. Por ello es imprescindible una biotransformación o metabolización que cambie esta característica. Este proceso se efectúa en el hígado principalmente, pero también en los riñones y el intestino. El citocromo P450 es uno de los principales sistemas enzimáticos utilizados por el organismo a este efecto. Dicho citocromo contiene diversas isoenzimas que, a su vez, metabolizan familias de fármacos distintas. En este sentido, las más importantes respecto al tema que nos ocupa son las que se muestran en la tabla 5 del capítulo 6 (Cuenca y cols., 1997).

Es importante conocer si el antidepresivo que vamos a indicar a un paciente anciano posee una actividad inhibitoria importante sobre alguna de estas isoenzimas. En caso de que sea así, la metabolización de otros fármacos puede disminuir, los niveles en plasma aumentar y los efectos tóxicos pueden incrementarse hasta alcanzar unos límites peligrosos. Estos efectos son especialmente relevantes en los pacientes sometidos a tratamiento concomitante con anticoagulantes, digital, antiarrítmicos etc., circunstancia nada improbable en pacientes de edad avanzada.

Por ejemplo, la isoenzima CYP2D6 es fuertemente inhibida por la paroxetina y la fluoxetina. Ello producirá una disminución en la metabolización de betabloqueantes y, por consiguiente, un incremento y prolongación de su efecto.

En la tabla 5 del capítulo 6 se muestran los principales antidepresivos de primera elección para el tratamiento de la depresión en ancianos y las principales isoenzimas que pueden ser inhibidas por ellos. En la última fila figura la consecuencia clínica, si ésta es relevante, y los fármacos que pueden variar sus niveles en plasma por medio de la inhibición (Tourigny-Rivard, 1997; Brøsen y Rasmussen, 1996; Cuenca y cols., 1997).

Otro factor ya comentado que puede mermar la acción del citocromo P450 es la disminución del flujo hepático y renal propio de la edad, lo cual le da mayor relevancia a este factor de interacción medicamentosa. Sin embargo, la actividad *per se* del citocromo

P450 no disminuye con la edad (Shulman & Ozdemir, 1997), y todas las posibles interacciones comentadas se producen gracias a los dos factores mencionados: la inhibición de las isoenzimas por fármacos o la disminución del flujo sanguíneo en el hígado y los riñones.

4 Factores pronósticos del tratamiento antidepresivo en el anciano

Finalmente, existen algunos posibles marcadores clínicos y biológicos que permiten una cierta aproximación a la respuesta de un paciente a un determinado fármaco. Estos factores predictivos pueden constituir un aspecto más de interés en el tratamiento antidepresivo de las personas mayores. Ello nos permitirá prever, al escoger el fármaco, las posibilidades de que necesitemos sustancias de potenciación o combinación para conseguir la respuesta terapéutica.

Por ejemplo, los pacientes que muestran mayor gravedad en los síntomas ansiosos responden más tarde y peor. Sin embargo, los que requieren hospitalización por su mayor gravedad y presentan antecedentes de suicidio frustrado tienen mayores posibilidades de ofrecer buena respuesta. Este estudio se efectuó sobre ciento un pacientes con un rango de edad entre sesenta y noventa y dos años (Flint & Rifat, 1997). Por otra parte, los pacientes ancianos que manifiestan una depresión psicótica, es decir, con síntomas delirantes, presentan diferencias importantes desde el punto de vista clínico, neurorradiológico, cognitivo y una peor respuesta terapéutica a los antidepresivos en monoterapia que los pacientes depresivos sin síntomas psicóticos (Simpson y cols., 1999). En general, se especula que la depresión psicótica es etiológicamente distinta de la depresión corriente (más conocida por la deficiente traducción del inglés: depresión mayor). Estos pacientes requieren la adición, desde el principio, de un antipsicótico o el empleo de electroconvulsoterapia (ECT) como primera opción si la gravedad del caso lo requiere.

El inicio más tardío de la depresión, es decir, los pacientes que tienen su primer episodio depresivo en la edad avanzada, presentan peor pronóstico que los demás y un mayor riesgo de cronificación de la enfermedad. Por el contrario, si el inicio de ésta se produjo en el rango habitual de la edad adulta, los episodios tratados en la vejez tienen las mismas posibilidades de mejoría que en las personas jóvenes (Alexopoulos y cols., 1996). En este último trabajo, los autores alertan sobre el hecho de que la mayoría de clínicos disminuyen la «intensidad del tratamiento», es decir, reducen las dosis o suprimen los potenciadores en los pacientes ancianos alrededor de la décima semana de tratamiento; especulan sobre si esto se debe a la aparición de más efectos indeseables o a una subvaloración de la depresión en la persona mayor. Esta reflexión sobre el «pesimismo terapéutico» es especialmente relevante y podría relacionarse con la idea extendida de que las personas ancianas responden peor a los tratamientos. Sin embargo, es posible que la supresión del tratamiento en estos pacientes, después de un primer episodio, implique un mayor riesgo de recurrencia a los dos años de seguimiento que en pacientes que inician la enfermedad en la edad adulta (Flint & Rifat, 1999), aunque la reintroducción del tratamiento pueda ser igualmente eficaz.

Los síntomas extrapiramidales, signos y síntomas frontales y las lesiones neurorradiológicas que caracterizan el deterioro subcortical, constituyen un factor de mal pronóstico en los pacientes que inician la depresión a una edad avanzada (Simpson y cols., 1998).

Del mismo modo que se ha estudiado en adultos jóvenes, la respuesta breve precoz también ha sido evaluada como pronóstico de buena evolución en ancianos. Los pacientes que experimentaban una mejoría en las tres primeras semanas de tratamiento mostraron una significativa mayor proporción de recuperaciones al final de éste. La mejoría en la tercera semana predecía las tres cuartas partes de respuestas clínicas y las dos terceras de pacientes que presentaron una remisión completa al final del tratamiento agudo (Koran y cols., 1995).

Conclusiones

Al escoger un fármaco antidepresivo en pacientes ancianos, debemos considerar diversos factores que hacen de esta elección un proceso muy diferente del que se sigue en el adulto joven.

La capacidad de reserva general del organismo está seriamente disminuida, por lo que la expresividad clínica será más precoz y de mayor intensidad. Ante situaciones de riesgo vital como la negación a comer o el estupor melancólico, no prolongar el proceso es importante y la indicación de ECT se debe efectuar con mayor celeridad.

Los síntomas de la depresión se suman habitualmente a los de la vejez, lo cual da mayor relevancia al alivio del proceso por el sufrimiento que implica en el paciente.

Los efectos adversos de los fármacos escogidos se sumarán también a las características de la edad avanzada. Así, la acción antimuscarínica de los antidepresivos empeorará drásticamente la actividad cognitiva, ya de por sí mermada. Por ello, los tricíclicos no son nunca fármacos de primera elección en el anciano. Dentro de este grupo, los metabolitos desmetilados de la amitriptilina y la imipramina poseen una menor actividad anticolinérgica que los fármacos «padres», por lo que si es imprescindible el empleo de antidepresivos tricíclicos, será prioritario el uso de la nortriptilina y la desipramina.

Por su perfil de efectos indeseables, los fármacos selectivos (sobre 5HT, NA o ambos) son, sin ninguna duda, los de primera elección en el tratamiento de la depresión en el anciano. Quizá merezca especial atención la paroxetina, ya que su efecto antimuscarínico, mayor que los demás ISRS, y su farmacocinética no lineal no la hacen especialmente recomendable (Tourigny-Rivard, 1997). Sin duda, los más aconsejables son los fármacos modernos y selectivos que ejercen menor grado de inhibición sobre las isoenzimas del citocromo P450, lo cual reduce además las posibles interacciones con otros fármacos que con frecuencia son necesarios a esta edad (véase la tabla 5 del capítulo 6). El clínico deducirá fácilmente que los antidepresivos más recomendables son: el escitalopram, el citalopram, la venlafaxina, la sertralina y la reboxetina.

Los IMAOs requieren lógicamente mayor atención, cuidado y rigurosidad en los procedimientos terapéuticos. Sus posibilidades de interacción con otros fármacos que desarrollan una actividad neuroquímica son obvias, por lo que constituyen sólo un grupo terapéutico de tercera elección.

En general, las posibilidades de mejoría son las mismas que en el adulto joven, con la excepción quizá de los pacientes que inician su primer episodio depresivo en la tercera edad. Sin embargo, globalmente, se admite un peor pronóstico debido a factores como las limitaciones en el uso de algunos antidepresivos y sus dosis, la frecuente aparición de procesos intercurrentes y la necesidad de instaurar otros fármacos con claras interacciones con los antidepresivos o que de por sí puedan empeorar o producir una clínica depresiva. Tampoco es despreciable el papel que puede desempeñar la comentada disminución del entusiasmo terapéutico. Así pues, los conocimientos sobre las evidencias comentadas en este capítulo obligan al clínico a que esta diferencia sea la mínima posible y, por supuesto, a no dejar de tratar jamás, hasta donde sea posible, la enfermedad depresiva en el anciano.

Bibliografía

American Psychiatry Association. Diagnostic and Statistical Manual of Mental Disorders. American Psychiatry Press. Washington DC. 1994.

Alexopoulos GS, Meyers BS, Young RC y cols. Revovery in geriatric depression. Arch Gen Psychiatry 1996; 53: 305-12.

Álvarez E, Puigdemont D, Pérez V. Nuclear symptoms of depression.

A medical model of depressive illness. Medicographia, 2007.

Álvarez E. Utilización de fármacos antidepresivos en la edad avanzada. En: Manejo de psicofármacos en pacientes de edad avanzada. Ed. E. Álvarez, Edika Med. Barcelona, 2000; pp: 47-56.

Álvarez E, Pérez V, Pérez J. Tratamiento de la depresión resistente. En: Trastornos del Humor. Coord. M. Roca. Editorial Médica Panamericana. Madrid, 1999; Pp: 701-28.

Ayuso-Mateos JL, Vázquez-Barquero JL, Dowrick C, Lehtinen V, Dalgard OS, Casey P, Wilkinson C, Lasa L, Page H, Dunn G, Wilkinson G; ODIN Group. Depressive disorders in Europe: prevalence figures from the ODIN study. Br J Psychiatry 2001; 179: 308-16.

Angst J. What is the recurrence and prognostic of depression disease? En: Long-term Treatment of Depression. Montgomery y F. Rouillon. Wiley & Sons Ltd. Nueva York, 1992.

Barker EL, Blakely RD. Norepinephrine and Serotonin Transporters. Molecular targets of antidepressant drugs. En: Psychopharmacology: The Fourth Generation of Progress, ed. por F. E. Bloom y DJ Kupfer. Raven Press, Ltd. Nueva York. 1995; pp: 321-33.

Barklage NE. Evaluation and management of the suicidal patient. Emergency Care Quarterly 1991; 7: 9-17.

Bear M, Connors BW, Paradiso MA. Neuroscience. Exploring the Brain. Williams & Wilkins. Baltimore, 1996.

Bellantuono C, Mazzi MA, Tansella M, Rizzo R, Goldberg D. The identification of depression and the coverage of antidepressant drug prescriptions in Italian general practice. J Affect Disord 2002; 72 (1): 53-9.

Berardi D, Menchetti M, De Ronchi D, Rucci P, Leggieri G, Ferrari G. Late-life depression in primary care: a nationwide Italian epidemiological survey. J Am Geriatr Soc 2002a; 50 (1): 77-83.

Berardi D, Leggieri G, Ceroni GB, Rucci P, Pezzoli A, Paltrinieri E, Grazian N, Ferrari G. Depression in primary care. A nationwide epidemiological survey. Fam Pract 2002b; 19 (4): 397-400.

Bertakis KD, Helms LJ, Callahan EJ, Azari R, Leigh P, Robbins JA. Patient gender differences in the diagnosis of depression in primary care. J. Womens Health Gend Based Med 2001; 10 (7): 689-98.

Brown GW, Harris T. Social origins of depression: a reply. Psychol Med 1978; 8 (4): 577-88.

Brøsen K, Rassmussen B. Selective serotonin re-uptake inhibitors: Pharmacokinetics and drug interactions. En: Selective serotonin re-uptake inhibitors, second edition. Ed. por Feighner JP, Boyer WF. John Wiley & Sons Ltd. 1996; 87-108.

Chen F, Larsen MB, Sánchez C, Wiborg O. The S-enantiomer of R,S-citalopram, increases inhibitor binding to the human serotonin transporter by an allosteric mechanism. Comparison with other serotonin transporter inhibitors. Eur Neuropsychopharmacol. 2005; 15 (2): 193-98.

Coppen A.The biochemistry of affective disorders Br J Psychiatry 1967; 113: 1237-264.

Coppen A, Prance AJ, Whybrow PC.«Abnormalities of indolamines in affective disorders Arch Gen Psychiatry 1972; 26: 474-78.

Cozza KL, Armstrong SC. The Cytochrome P450 System. Drug interaction Principles for Medical Practice. American Psychiatry Publishing, Washington DC. 2001.

Cuenca E, Álamo C, López Muñoz F. Citocromo P450 y psicofarmacología. Revisiones en Psicofarmacología 1997; 1: 7-12.

Cuenca E, Álamo C, Coullaut-Jauregui J. Antidepressive agents: classification and mechanism of action. Rev Clin Esp 1997; 197 (Suppl 3): 44-7.

Cui X, Lyness JM, Tu X, King DA, Caine ED. Does depression precede or follow executive dysfunction? Outcomes in older primary care patients. Am J Psychiatry. 2007; 164 (8): 1221-228.

Davies RK, Tucker GJ, Harrow M y cols. Confusional episodes and antidepressant medication. Am J Psychiatry 1971; 128: 127-31.

Delgado PL, Charney DS, Price LH. Serotonín function and the mechanis of antidepressant action: reversal of antidepressant-induced trasmssion by rapid depletion of plasma tryptophan. Arch Gen Psychiatry 1990; 47: 411-18.

Diagnostic and Statistical Manual of Mental Disorders. American Psychiatry Association. Washington DC. 1994.

Díez-Quevedo C, Rangil T, Sánchez-Planell L, Kroenke K, Spitzer RL.

Validation and utility of the patient health questionnaire in diagnosing mental disorders in 1003 general hospital Spanish inpatients. Psychosom Med 2001; 63 (4): 679-86.

Dryman A, Eaton WW. Affective symptoms associated with the onset of major depression in the community: findings from the US National Institute of Mental Health Epidemiologic Catchment Area Program. Acta Psychiatr Scand 1991; 84 (1): 1-5.

Dunbar GC, Chn JB, Fabre LF. A comparison of paroxetine, imipramine and placebo in depressed out-patients. Br J Psychiatry 1991; 159: 394-98.

Ei E, Alonso J, Ferrer M, Romera B, Vilagut G, Angermeyer M, Bernert S, Brugha TS, Taub N, McColgen Z, De Girolamo G, Polidori G, Mazzi F, De Graaf R, Vollebergh WA, Buist-Bowman MA, Demyttenaere K, Gasquet I, Haro JM, Palacin C, Autonell J, Katz SJ, Kessler RC, Kovess V, Lepine JP, Arbabzadeh-Bouchez S, Ormel J, Bruffaerts R. The European Study of the Epidemiology of Mental Disorders ESEMeD/MHEDEA 2000 Project: rationale and methods. Int J Methods Psychiatr Res 2002; 11 (2): 55-67.

Fabre LF. A double-blind multicenter study comparing the safety and efficacy of sertraline with placebo in major depression. Biol Psychiatry 1991; 29: 353s.

Feighner JP, Boyer WF. Inhibidores selectivos de la recaptación de Serotonina (segunda edición). Avances en investigación básica y práctica clínica. John Wiley & Sons Ltd. Chichester (UK), 1996.

Finkel SI; Richter EM; Clary CM. Comparative efficacy and safety of sertraline versus nortriptyline in major depression in patients 70 and older. Int Psychogeriatr 1999; 11 (1): 85-99.

Flint AJ, Rifat SL. Effect of demographic and clinical variables on time to antidepressant response in geriatric depression. Depress Anxiety 1997; 5 (2): 103-07.

Flint AJ; Rifat SL Recurrence of first-episode geriatric depression after discontinuation of maintenance antidepressants. Am J Psychiatry 1999; 156 (6): 943-45.

Frank E, Prien R, Jarrett R, Keller M, Kupfer DJ, Lavori PW, Rush AJ, Weissman MM. Conceptualization and Rationale for Consensus Definitions of Terms in Major Depressive Disorder. Archives of General Psychiatry. 48: 851-55.

Georgotas A. Evolution of the concepts of Depression and Mania. In: Depression and Mania. Ed. por Georgotas & Cancro. Elsevier Science Publishing. New York 1988; pp 3-12.

Gilbody S, Richards D, Barkham M. Diagnosing depression in primary care using self-completed instruments: UK validation of PHQ-9 and CORE-OM. Br J Gen Pract. 2007; 57 (541): 650-52.

Harman JS, Schulberg HC, Mulsant BH, Reynolds CF 3rd. The effect of patient and visit characteristics on diagnosis of depression in primary care. J Fam Pract 2001; 50 (12): 1.068.

Hirschfeld RM. Guidelines for the long-term treatment of depression. J Clin Psychiatry. 1994; 55 (Suppl): 61-9.

Hyttel J, Bøgesø KP, Perregaard J, Sánchez C. H. Lundbeck A/S, Research & Development, Copenage, Dinamarca. The pharmacological effect of citalopram residues in the (S)-(+)-enantiomer. J Neural Transm Gen Sect. 1992; 88 (2): 157-60.

Kennedy SH, Emsley R. Placebo-controlled trial of agomelatine in the treatment of major depressive disorder. Eur Neuropsychopharmacol. 2006, 16: 93-100.

Kerr JS, Powell J, Hindmarch I. The effects of reboxetine and amitriptyline, with and without alcohol on cognitive function and psychomotor performance. Br J Clin Pharmacol 1996; 42 (2): 239-41.

Koike AK, Unutzer J, Wells KB. Improving the care for depression in patients with co-morbid medical illness. Am J Psychiatry 2002; 159 (10): 1738-745.

Koran LM, Hamilton SH, Hertzman M, Meyers BS, Halaris AE, Tollefson GD, Downs JM, Folks DG, Jeste DV, Lazarus LW. Predicting response to fluoxetine in geriatric patients with major depression. J Clin Psychopharmacol 1995; 15(6): 421-27.

Kyle CJ; Petersen HE; Overo KF. Comparison of the tolerability and efficacy of citalopram and amitriptyline in elderly depressed patients treated in general practice. Depress Anxiety1998; 8 (4): 147-53.

Jenkins R, Smeeton N, Shepherd M. Classification of mental disorder in primary care. Psychol Med Monogr Suppl. 1988; 12: 1-59.

Montgomery SA, den BOER JA. ISRS en Depresión y Ansiedad. John Wiley & Sons Ltd. Chichester (GB), 1998.

O'Connor DW, Rosewarne R, Bruce A. Depression in primary care. 1: elderly patients' disclosure of depressive symptoms to their doctors. Int Psychogeriatr 2001; 13 (3): 359-65.

Oxman TE. Antidepressants and cognitive impairment in the elderly. J Clin Psychiatry 1996; 57 (suppl 5): 38-44.

Pérez V, Bel N, Celada P, Ortiz J, Álvarez E, Artigas F. Relationship Between Blood Serotonergic Variables, Melancholic Traits, and Response to Antidepressant Treatments. Journal of Clinical Psychopharmacology 1998; 18 (3): 222-30.

Pérez-Sola V, Gilaberte I, Faries D, Álvarez E, Artigas F. Randomised, double blind, placebo-controlled trial of pindolol in combination with fluoxetine antidepressant treatment. The Lanced 1997; 349: 31.

Pérez V, Álvarez E, Pérez J. Fármacos Antidepresivos. En: Fundamentos Biológicos en Psiquiatría. Editores: J. Cervilla, C. García-Ribera, Masson. Barcelona, 2000; pp 315-26.

Prien R, Carpenter LL, Kupfer DJ. The Definition and Operational Criteria for Treatment Outcome of Major Depressive Disorder. Archives of General Psychiatry 1991; 48: 796 – 800.

Raskin J, Wiltse CG, Siegal A, Sheikh J, Xu J, Dinkel JJ, Rotz BT, Mohs RC. Efficacy of duloxetine on cognition, depression, and pain in elderly patients with major depressive disorder: an 8-week, double-blind, placebo-controlled trial. Am J Psychiatry 2007; 164 (6): 900-09.

Resnick NM, Marcantonio ER. How should clinical care of the aged differ? The Lancet 1997; 350: 1157-158.

Richelson E. Farmacología de los antidepresivos en la sinapsis: nuevos fármacos. J Clin Psychiatry 1994; 55: (9 supl A): 34-9.

Richelson E. Synaptic effects of antidepressants. J Clin Psychopharmacol 1996; 16 (suppl 2): 1S-9S.

Sarrias MJ, Artigas F, Martínez E, Gelpi E, Álvarez E, Udina C, Casas M. Decreased plasma serotonin in melancholic patients; a study with clomipramine. Biol psychiatry 1997; 22: 1429438.

Simon GE, Chisholm D, Treglia M, Bushnell D; The LIDO Group. Course of depression, health services costs, and work productivity in an international primary care study. Gen Hosp Psychiatry 2002; 24(5): 328-35.

Simpson S; Baldwin RC; Jackson A; Burns A. The differentiation of DSM-III-R psychotic depression in later life from nonpsychotic depression: comparisons of brain changes measured by multispectral analysis of magnetic resonance brain images, neuropsychological findings, and clinical features. Biol Psychiatry 1999; 45 (2): 193-204.

Simpson S; Baldwin RC; Jackson A; Burns AS. Is subcortical disease associated with a poor response to antidepressants?. Neurological, neuropsychological and neuroradiological findings in late-life depression. Psychol Med 1998; 28 (5): 1015-026.

Schulman RW, Ozdemir V. Psychotropic medications and cytochrome P450 2D6: Pharmacokinetic considerations in the elderly. Can J Psychiatry 1997; 42 (Suppl 1): 4S-9S.

Tourigny-Rivard. Pharmacotherapy of affective disorders in old age. Can J Psychiatry 1997; 42 (Suppl 1): 10S-18S.

Weissman MM, Klerman GL. Sex differences and the epidemiology of depression. Arch Gen Psychiatry 1977; 34 (1): 98-111.

Wittchen HU, Hofler M, Meister W. Prevalence and recognition of depressive syndromes in German primary care settings: poorly recognized and treated?. Int Clin Psychopharmacol 2001; 16 (3): 121-35.

Wong DT. Duloxetine (LY 248686): an inhibitor of serotonin and noradrenaline uptake and an antidepressant drug candidate. Expert Opin Investig Drugs. 1998; 7 (10): 1691-699.

Wong DT. Duloxetine (LY 248686): an inhibitor of serotonin and noradrenaline uptake and an antidepressant drug candidate.Expert Opin Investig Drugs 1998; 7 (10): 1691-699.